高血压中医治疗与调养

冯素芳　王强虎　编著

中国科学技术出版社
·北　京·

图书在版编目（CIP）数据

高血压中医治疗与调养 / 冯素芳，王强虎编著 .-- 北京：中国科学技术出版社，2021.7

ISBN 978-7-5046-8557-5

Ⅰ．①高… Ⅱ．①冯… ②王… Ⅲ．①高血压 - 中医治疗法 Ⅳ．① R259.441

中国版本图书馆 CIP 数据核字（2020）第 143073 号

策划编辑	崔晓荣
责任编辑	张晶晶
装帧设计	北京胜杰文化发展有限公司
责任校对	邓雪梅
责任印制	马宇晨

出　　版	中国科学技术出版社
发　　行	中国科学技术出版社有限公司发行部
地　　址	北京市海淀区中关村南大街 16 号
邮　　编	100081
发行电话	010-62173865
传　　真	010-62179148
网　　址	http://www.cspbooks.com.cn

开　　本	720mm×1000mm　1/16
字　　数	200 千字
印　　张	13.75
版　　次	2021 年 7 月第 1 版
印　　次	2021 年 7 月第 1 次印刷
印　　刷	河北鑫兆源印刷有限公司
书　　号	ISBN 978-7-5046-8557-5/R・2586
定　　价	35.00 元

（凡购买本社图书，如有缺页、倒页、脱页者，本社发行部负责调换）

内容提要

　　全书分六部分，分别为认识高血压病、高血压病的中医药治疗、高血压病的中医外治疗法、高血压病患者的饮食调养、科学运动防治高血压和高血压病患者日常生活调养，以期向读者系统地介绍有关高血压病的中医诊治、生活调养知识。全书简明实用，内容详细具体，切合临床实用，适用于各级内科医师参考，也可作为患者及其家属的保健用书。

前　言

　　高血压病是发病率、死亡率、致残率极高的心血管疾病，随着人们生活水平的普遍提高和工作压力的日益加剧，其患病率也呈明显上升趋势，已成为严重威胁人类健康和生命的主要疾病之一。仅以我国为例，目前已有高血压病患者1.6亿人，平均每3个家庭就有1个高血压病患者；每年约有150万人死于高血压及其相关疾病，其死亡率高居心血管病的首位，每年因本病并发的中风患者近200万人，其中75%的人不同程度地丧失了劳动力，甚至生活完全不能自理，给家庭和社会造成了极大负担。近年，高血压病更有年轻化趋势，因此加强对高血压病的防治极为重要。

　　随着现代科学技术的发展，基础医学和临床医学的密切结合，现代医学在高血压病的发病机制、诊断治疗、流行病学和预防医学研究方面均取得了显著成就，但仍有一定的不完善之处和未知领域，尚需补充证实、探索开拓。我国医学将其特有的整体观、辨证论治和处方用药应用于心脑血管疾病，取得了令人瞩目的成绩。笔者正是有感于此，立足于心血管专科，以西医疾病诊断为基础，全面整理和总结中医有关高血压病专科中医药治疗方法和经验，充分反映当代中医治疗的新成就、新进展。全书从认识高血压病、高血压病的中医药治疗、高血压病中医外治疗法、高血压病患者的饮食调养、科学运动防治高血压和高血压病患者日常生活调养6个方面，向读者系统介绍了有关高血压病的中医诊治、生活调养知识。全书简明实用，内容详细，不仅适于各级内科医师案头参考，而且对患者及其家属在中医师指导下进行据病索方、依方用药也大有裨益。但需要特别强调的是，高血压病在病情稳定或恢复期，可以此作为辅助治疗和康复的重要手段，当病情严重或不稳定时，必须在医师直接指导下综合治疗。

如果本书中所介绍的知识和方法，能对读者的健康起到一些帮助，则是编者所衷心祈愿的！

编　者

目 录

一 认识高血压病

二 高血压病的中医药治疗

三 高血压病的中医外治疗法

四 高血压病患者的饮食调养

五 科学运动防治高血压

认识高血压病

高血压病是当今社会严重危害人类健康的常见病和多发病，普遍存在着患病率高、死亡率高、残疾率高，知晓率低、治疗率低、控制率低的"三高""三低"特征。它不仅与冠心病、脑卒中（中风）、充血性心力衰竭和肾功能障碍等密切相关，还是国人头号杀手——心脑血管疾病的第一危险因素。几十年来高血压患病率呈现快速增长势头。1996年我国成年高血压估算人数为3000万人，2004年高血压现患人数估算为1.6亿人，患病率为18.8%，但人群高血压控制率仅为6.1%。最近几年，我国每年新增高血压病患者600多万人，另有150万人死于由高血压引起的中风。尤其值得关注的是，随着人口老龄化的加速，高血压的发病率必将继续上升。

血压的定义与测量

什么是血压

血压是指血管内流动的血液对血管壁产生的压力，也可以说血压的形成是血流动力和外周阻力相互作用的结果。血流动力大小主要取决于心脏收缩力的强弱和心排血量的多少；外周阻力大小主要与小动脉口径、血管弹性、血液黏稠度等因素有关。血流动力和外周阻力都大，则血压容易偏高；血流动力和外周阻力均小，则血压容易偏低；只有血流动力和外周阻力协调适度，才能维持正常的血压。这就像水泵和水管的关系一样。水泵力量较大，水管出口较小，就会使水管内的压力偏高，容易造成水管的损坏；水泵力量较小，水管出口较大，就会使水管内的压力偏低，难以将水送至要求的高度。可见动力和阻力二者的协调，对维持正常压力是至关重要的。人体的血管有动脉和静脉之分，因此血压又有动脉血压和静脉血压的不同。人们常说的血压，实际上是指循环中的动脉血压，而且一般指肱动脉血压。

知识链接

血压过低或过高，对人体都是不利的

血压过低时会因组织（尤其是大脑、心肌等重要脏器）缺血、缺氧，患者常出现头晕、眼花、心悸乏力、共济失调等症状，甚至发生晕厥、休克，严重者可危及生命。

血压过高时会出现头晕、头涨、头痛、耳鸣、眼花、心悸心慌、失眠等不适症状，若不及时治疗，常可逐渐影响心、脑、肾等器官，造成这些重要脏器的功能损害，导致冠状动脉病变、心脏病、脑血管疾病等严重后果。

在一个心动周期中，动脉血压会随心室的收缩和舒张而有波动，故动脉血压又有收缩压和舒张压之分。当心室收缩时，将血液输入动脉，动脉血压开始升高，其所达到的最高值称为收缩压；当心室舒张时，动脉血压开始下降，其所达到的最低值称为舒张压。

保持一定水平的血压，对维持正常的血液循环，保证人体各器官组织的新陈代谢，从而维持身体健康的生命状态，具有极其重要的意义。

心室收缩→血液输入动脉→动脉血压升高→最高值→收缩压

心室舒张→血液流出动脉→动脉血压下降→最低值→舒张压

正常血压值

正常血压值是指正常人在安静时的血压值。正常血压值不是固定的一个点，而是有一定的波动范围。

正常的血压是心脏正常向全身组织器官供血的保证，是维持人体健康和生命的必要条件。

我国正常成人安静时的血压值：收缩压为 90 ~ 130 mmHg，舒张压为 60 ~ 90 mmHg。

若血压过低，会使身体许多脏器得不到充足的血液供应，导致功能低下甚至衰竭，危及生命。若血压过高，很容易造成心脏负担过重，或导致血管破裂出血，如脑出血等，同样也会危及生命。因此，注重维持正常的血压，对于健康和生命来说是极为重要的。

血压的正常值受年龄、性别、体位、运动、情绪等因素的影响，会有所变化。

从年龄来说，初生儿的血压最低，收缩压平均为 50 ~ 60 mmHg，舒张压平均仅为 30 ~ 40 mmHg；随着年龄的增长，血压也逐渐升高，成年人达到血压的正常值；由成年期至老年期，血压也随年龄增长而稍有升高。

从性别来说，青壮年男子血压较女子稍高，至老年时男女血压差别就很小。

从体位说，站立时血压高于坐位时血压，坐位时血压又高于卧位时血压。

当情绪激动或精神紧张，体力劳动和运动时，或进餐后，或吸烟、喝茶或饮酒后，血压均稍有升高，而安静睡眠时血压则比清醒时稍低。此外，有的人左右上肢的血压也可能不等，但一般相差不超过 10 mmHg。

血压计量单位："毫米汞柱"（mmHg）和"千帕"（kPa）。

在传统上，过去使用毫米汞柱作为血压的计量单位，英文缩写是mmHg，这就是经常在病历或体检表上看到的字样。近年来为了便于国际间的学术交流，按照国家的有关法令规定，目前已采用国际通用的血压计量单位，即"千帕"，英文缩写为 kPa。所谓"帕"（Pa），就是指每平方米面积为 1 牛顿作用的力（N/m^2）。两种单位的换算公式如下：

$$1毫米汞柱（mmHg）= 0.133千帕（kPa）$$
$$1千帕（kPa）= 7.5毫米汞柱（mmHg）$$

目前在多数临床医师和广大民众中，仍习惯用"毫米汞柱"来计算血压值。为了照顾读者的习惯，本书仍沿用传统的血压计量单位。

测量血压的方法

为了保证血压测量的准确度，减少人为因素引起的测量差，医学专家制定了一些可行性标准，包括对血压计的规格、操作规程、操作人员等都有具体的规定。一般来说，测量血压要注意以下几点。

血压计的规格和要求

目前常用的血压计大致可分为汞柱式血压计、弹簧式血压计及电子式血压计 3 种（图 1-1、图 1-2）。以汞柱式血压计测量结果最准确，我们在进行查体时，基本上都使用汞柱式血压计，在临床工作中一般也采用这种血压计。临床上使用的汞柱式血压计是有统一规格的，在使用前血压计应经过核校，注意汞柱的零点水平及出气孔是否通畅，有无漏气现象。

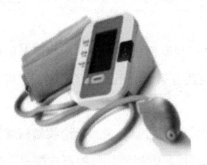

图1-1　电子式血压计

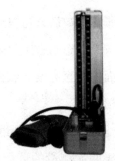

图1-2　汞柱式血压计

为了便于了解病情，控制用药的疗程和剂量，最大限度地配合治疗，建议在条件许可的情况下，高血压病患者选用家庭用血压计时，最好也采用汞柱式血压计。

自我测量血压的方法

自我测量血压是指受测者在家中，或其他环境下给自己测量血压，简称自测血压，从而提供日常生活状态下有价值的血压信息。

目前尚无统一的自测血压正常值，推荐 135/85 mmHg 为正常上限参考值。其具体的方法与步骤如下。

1. 被测量者至少要安静休息 5 分钟。取坐位，最好坐在靠背椅上，裸露出右上臂，手掌向上平伸，肘部置于与心脏同一水平。需要时也可测量左上臂血压。特别情况下可以取卧位或站立位，站立位血压测量应在卧位改为站立位 2 分钟后进行。

2. 将合适大小的袖带紧贴缚在被测者上臂（一般成人的臂围 25 ~ 35 cm，可使用宽 13 ~ 15 cm、长 30 ~ 35 cm 的气囊袖带），袖带下缘应在肘弯上 2 ~ 5 cm。将听诊器胸件置于肘窝肱动脉处。

3. 优先选择符合计量标准的汞柱式血压计进行测量，特殊情况下也可使用经校准的机械式气压表，或符合国际标准的电子血压计。

4. 快速充气，使气囊内压力达到桡动脉搏动消失，再加压 30 mmHg，然后以恒定速率(2～6 mmHg/s)缓慢放气。心率较慢时,放气速率也较慢。获取舒张压读数后,可快速放气至0。

5. 在放气过程中仔细听取柯氏音,观察柯氏音第Ⅰ时相与第Ⅴ时相水银柱凸面的垂直高度。收缩压读数取柯氏音第Ⅰ时相,舒张压读数取柯氏音第Ⅴ时相。

6. 隔2分钟重复测量,取两次读数的平均值记录。无论收缩压或舒张压,如果两次测量的读数相差≥5 mmHg,则相隔2分钟再次测量,然后取3次读数的平均值。

测量血压的注意事项

测量血压时环境应尽量保持安静,温度适宜。

被测量者在测量前30分钟内,禁止吸烟和饮咖啡。

紧张、焦虑、疼痛、疲劳、膀胱内充满尿液等均会影响血压的准确性。

上臂必须裸露或者仅有内衣,如果穿着过多或衣服过厚,测得的血压不准确或者听不清柯氏音,血压读数常偏高,因为它需要更高的气囊内压力来克服衣服的阻力与弹力。

气囊的长度和宽度对准确测量血压极为重要。气囊的长与宽之比至少要2:1,气囊长度至少应包裹80%上臂。气囊过宽,测得的血压偏低;气囊太窄,测得的血压比实际血压高。相对来说,宽袖带比窄袖带可取些。

凡儿童、妊娠妇女、严重贫血、甲状腺功能亢进、主动脉关闭不全或压力降到0柯氏音才消失者,以柯氏音第Ⅳ时相定为舒张压。

有时在柯氏音第Ⅰ时相与第Ⅱ时相之间出现较长的听诊间歇,可能造成收缩压读数偏低,应注意充气压力必须高到足以使桡动脉搏动消失为止。

心律不规则时,准确测量血压较困难。长心动周期时,可使该周期的舒张压下降,而使下一周期的收缩压上升。偶发期前收缩影响不大,但频繁期前收缩或心房颤动则影响较大,可反复多次测量(一般6次),再取平均值。

高血压与高血压病

认识高血压与高血压病

高血压

从理论上说，凡血压值超过正常者即为高血压。所谓"高血压"，就是指体循环动脉收缩压和（或）舒张压增高，超过了"正常血压范围"，是一种常见的临床综合征。

高血压实际上是一个人为划定的标准，其目的在于加强高血压的预防和治疗，以减少由于高血压带来的心脑血管并发症，降低病死率。因此，"正常血压"与"高血压"之间并没有一条泾渭分明的分界线，自20世纪30年代以来，有关高血压的"诊断标准"曾进行了多次修改。

1999年，世界卫生组织（WHO）高血压专家委员会确定，收缩压等于或高于140 mmHg，舒张压等于或高于90 mmHg，两者中有一项经核实（非同日另次核实，或3次检查有2次符合此标准；非同日检查确有困难时，也可同日内间隔1小时以上复查核实），即可确诊为高血压。

高血压是人群中患病率很高的疾病。据WHO报道，在澳大利亚、美国、日本等国家，成人确诊为高血压者占8%～18%。在美国共有高血压病患者430万人，其中50%为妇女，高血压已成为该国心肾功能衰竭、脑血管病，甚至致残的主要因素。

1979—1980年，我国曾对350万名15岁以上患者普查，结果表明各地高血压患病率一般为3%～9%，个别地区可达到19%。当时推算我国有成人高血压病患者2500万～3000万人。近20年来高血压患病率有逐年增高的趋势，1991年我国普查结果显示，我国成人高血压患病率为11.88%，到2004年时，患病率上升到18.8%。

对曾有高血压病史，3 个月以上未经治疗，再检查血压正常者，不确诊为高血压；若一向服药治疗，再检查血压正常者，仍确诊为高血压；对有疑问的患者，可在停药 1 个月后复查再做诊断。

高血压病

高血压是一种常见的临床症状，80% ~ 90% 原因未明，10% ~ 20% 由其他疾病引起。原因未明而以血压增高为主要临床症状者，称高血压病，又称原发性高血压；而由其他疾病（如肾脏疾病、内分泌疾病等）引起者，称症状性高血压，也称继发性高血压。高血压随这些疾病的病情变化而变化。

高血压病与症状性高血压的治疗原则有所不同，高血压病的治疗原则重在控制血压，而症状性高血压的治疗原则重在治疗各种引起高血压的疾病。

实际上，高血压只是由其他原因引起的在心血管系统中反映出来的一种现象，只是在疾病诊断过程中的一个可被发现的病症。其中肾性高血压占绝大多数，肾性高血压又分为肾实质疾病引起的肾性高血压和肾血管病变引起的肾性高血压。

根据高血压的发展进度，又分为恶性高血压和进行性高血压。恶性高血压是伴有视盘水肿的血压明显升高综合征，其舒张压常 ≥ 140 mmHg。进行性高血压是伴有视网膜出血和渗出的显著血压增高综合征。如未经治疗，进行性高血压可能发展为恶性高血压，两者均伴有阻力性血管壁广泛的进行性病变，其特点为：极度血压升高，突然起病，病症凶险，以及严重的广泛的血管损伤。包括 3 ~ 4 级视网膜病变、高血压脑病、血尿和肾功能异常。

高血压病的分期

根据高血压病发病的缓急，临床上一般将本病分为缓进型和急进型两类，而缓进型患者占绝大多数。现代医学按病情的轻重，将缓进型高血压病分为3期。

1期：血压达到确诊高血压水平，临床无心、脑、肾并发症表现者。

2期：血压达到确诊高血压水平，并有下列各一项者：X线、心电图或超声波检查见有左心室肥大；眼底检查见有眼底动脉普遍或局部变窄；蛋白尿、血肌酐浓度轻度升高。

3期：血压达到确诊高血压水平，并有下列一项者：脑出血或高血压脑病；左心衰竭；肾衰竭；眼底出血或渗血；视盘水肿或有或无。

高血压病的分类

高血压病可从不同角度进行分类，常用的分类法如下。

按病因分类

原发性：指不能找到确切病因的高血压，可根据其病情和病程的进展速度分为缓进型高血压和急进型高血压。

继发性：指已有明确病因的高血压，即血压升高只是原发疾病的一种临床表现。

按舒张压程度分类

轻度：舒张压 <14.7 kPa（即 <110 mmHg）。

中度：舒张压 14.7 ~ 17.3 kPa（即 110 ~ 130 mmHg）。

重度：舒张压 >17.3 kPa（即 >131.48 mmHg）。

按靶器官程度分类

1期：靶器官无器质性损害。

2期：至少符合下列3项中的1项，左心室肥厚（体检、X线、心电图、超声心动图），眼底检查显示眼底动脉普遍或局部狭窄，蛋白尿或血肌酐浓度增高。

3 期：血压升高，伴有下列一项脑血管意外或高血压脑病：左心衰竭；肾衰竭；眼底出血或渗血；视盘水肿或有或无。

高血压与高血压病的区别

在现实生活中，不少人常把高血压和高血压病混同起来，认为只要发现血压升高就是高血压病，或者把高血压病简称为"高血压"，其实它们是两种不同的概念。

高血压只是一个症状，不能算是一种独立的疾病。许多疾病如急慢性肾炎、肾盂肾炎、甲状腺功能亢进症、嗜铬细胞瘤、库欣综合征、原发性醛固酮增多症等，都可能出现血压升高的现象。但由于这种高血压是继发于上述疾病之后，通常称为继发性高血压或症状性高血压。

高血压病是一种独立的疾病，又称原发性高血压，占高血压病患者的90%以上。其发病原因目前尚不完全清楚，临床上以动脉血压升高为主要特征，但随着病情加重，常使心、脑、肾等脏器受累，发生功能性或器质性改变，如高血压心脏病、心力衰竭、肾功能不全、脑出血等。

由于病因病理不同，两者的治疗原则也不相同。

对于原发性高血压，只有积极治疗高血压，才能有效防止并发症的发生。

对于继发性高血压，首先是治疗原发病，才能有效地控制高血压的发展，仅用抗高血压药物控制血压是很难见效的。所以，临床上遇到高血压病患者，必须排除其他疾病所致的高血压，才能诊断为高血压病。

高血压病需要定期身体检查

高血压病是导致卒中、高血压心脏病和肾衰竭等多种严重并发症的"祸首"，故在控制饮食、适度运动和口服降压药物等综合治疗过程中，需要定期进行血液、尿液、肾功能、心功能及眼底等有关项目的检查，以便随时观察和掌握病情变化，及早采取相应有效的防治措施。

血液检查

血液检查主要指血常规、血脂、血糖及血钙、血尿酸的测定等内容。通过对血压持续升高的患者进行血液检查，若发现红细胞、血红蛋白增高，血黏度增加，则应提示患者应重视防治，减少血栓形成的危险性。定期检测血糖，有助于早期发现糖尿病，对血糖持续升高者，应考虑有并发糖尿病的可能。如发现血胆固醇及三酰甘油异常增高，则应想到是否与冠心病有关。

尿液及肾功能检查

随着高血压病情发展，肾小动脉会发生持续痉挛，引起肾脏器质性病变，因此患者应定期做尿常规检验和肾功能测定。

心脏功能检查

通过心电图检查，可以发现患者是否有左心室肥大及心肌缺血情况。若怀疑患者左心室扩大，或左心室间隔及心室壁增厚，则可做超声心动图加以观察。

胸部 X 线检查

观察患者的左心室肥厚和心脏增大程度，常需定期拍摄 X 线胸片。例如，有的患者在早期仅发现左心室边缘较饱满或主动脉壁略有增厚，之后多次复查，发现左心室、右心房明显扩大，则表明心脏病变有所发展，且有可能发生高血压心脏病。如果 X 线胸片见肺淤血等改变，提示患者有发展为心力衰竭的危险。

眼底检查

高血压病患者病情发展到一定程度时，其眼底视网膜血管会发生某些病理改变。通常对早期高血压病患者做眼底检查，可以发现小动脉痉挛性收缩，病情较严重者可见到血管反光增强，管径不规则，且有动静脉交叉压迫现象，血管硬化可见银丝状。一些患者血压急剧升高，眼底小血管还可呈现出血、渗出，甚至见到视盘水肿，严重者可出现视神经萎缩及视力下降等病变。由此可见，眼底检查可以反映高血压动脉硬化程度，对及时调整患者的治疗方案及防治措施也有一定的参考价值。

高血压病的发病因素

高血压病的发生一般认为是多原因、多因素综合作用的结果，即与遗传因素、职业和环境因素、肥胖、摄盐过多、年龄因素、长期饱食、饮食过精、大量吸烟或饮酒、精神刺激等因素密切相关。

遗传因素

大量调查资料表明，原发性高血压具有明显的家族史，其比例高达40% ~ 60%。双亲血压都正常的子女，高血压病的发病率只有3%；而双亲血压都高于正常水平的子女，高血压病患病率为45%；单卵双生兄弟的高血压相关系数可高达55%。这充分证明高血压病的发病与遗传因素有着非常密切的关系。另外，动物实验发现，大鼠可有自发性高血压，这也提示高血压病存在遗传因素。

职业和环境因素

由于人类从事不同的职业，致使本病的发病率具有明显的差异。经常从事注意力高度集中和精神紧张，而体力活动又比较少的职业人员如会计、司机、高空作业等工作者，其发病率较从事其他职业的人员明显增多。对视觉、听觉形成慢性刺激的环境，也可以成为血压升高的影响因素，因此城市高血压病的患病率高于农村。

肥胖

一般来说，体形肥胖的人易患高血压病。甚至有些人平时体形较瘦，但在患了高血压病后，也逐渐变成了肥胖体形。据国外有关文献报道，血压和体内脂肪指数有着密切的关系，体内脂肪越多，血压越高。其主要原因是肥胖者的周围组织，对胰岛素摄取和利用葡萄糖的敏感性下降，产生胰岛素拮抗，身体为了维持正常代谢，代偿性地分泌过多胰岛素，导致高胰岛素血症，后者可以通过体内钠潴留和交感神经兴奋等机制，导致高血压病。

摄盐过多

高血压病的发生和发展与日常饮食中食盐的摄入量有密切关系。每日食盐摄入量超过 7 g 以上者，其患病率明显偏高；而每日食盐摄入量为 6 g 以下者，则不易发生高血压病。故不同的人群摄入食盐的多少，直接影响着高血压病的患病率。如我国北方的高血压患病率明显高于南方，这可能与北方人食盐的摄入量较多有很大关系。日常生活中购买的熟食制品中盐的含量，就比自制食品中盐的含量高，如火腿肉、罐头、熟肉等。因此，平时要尽量少吃或不吃这些含盐量高的食物，以减少本病的发病率。

年龄因素

高血压病的发病率，会随着年龄增长而逐渐升高，这一趋势已被不少专家所认可。年龄的增长引起了生理方面的变化，加之外界各种因素的长期刺激，尤其是 40 岁以上时，人体各方面变化比较大，使本病的患病率增高。

有关资料表明，首次发生脑卒中者约 2/3 是老年人，而且绝大多数患者的发病与高血压病有关。这说明年龄越大，其高血压的发病率也就越高。值得注意的是，近年来研究发现，绝大部分高血压病患者，幼年时期的基础血压多较正常人的高，并随年龄的增长而增高，所以高血压病的症结可能在幼年时期。因此，防治高血压要从幼年抓起。

长期饱食

导致高血压病的因素虽然很多，但长期饱食、美食也是不可忽视的因素。一般来说，人们的生活水平，特别是营养状况较差时，高血压的患病率比较低。如 20 世纪 50—60 年代，我国大部分地区的居民的生活水平较低，大多数人还没有解决温饱问题，更谈不上美食，因此平均高血压病患病率仅为 5% 左右。

随着人们生活水平特别是营养水平的提高，多数人不仅解决了温饱问题，而且开始追求美食，肉、蛋、奶等高营养食品的消费量逐年增长，高血压病患病率也开始不断上升。

又如欧美许多经济发达国家，高血压病患病率达 10% ~ 20%，明显高于经济欠发达和发展中国家，这不能不考虑到生活水平对血压的影响作用。

当然，饱食、美食引起血压升高的原因和机制相当复杂。其主要与以下因素有关。

热量：长期饱食、美食，摄取的热量过多，易引起肥胖，而肥胖者的高血压病发病率较高，一般为正常人的 1.5 ~ 3 倍。

钠盐摄入量：饱食、美食可使钠盐的摄入量增多，因为在饮食中含盐浓度相同的情况下，饮食量越多则进入体内的钠盐总量就越多。而摄入钠盐增多，不仅会使血容量和心排血量增加，还易引起细小动脉壁含水量增加，周围阻力增高，从而导致血压升高。

脂类含量 : 饱食、美食会使血液中脂类物质含量增高，血液黏稠度增加，血液流动阻力增大，进而引起动脉粥样硬化，使动脉管腔变窄，管壁弹性减弱，促使血压升高。

饮食过精

饮食过于精细，膳食纤维不足，不仅使饮食中的糖、蛋白质和脂肪等营养物质的含量明显增加，而且使其消化、吸收率大大提高，最容易使摄入体内的营养物质过多，导致肥胖的发生，进而引起血压升高。另外，摄入体内的脂类物质过多，还会引起高脂血症，再加上膳食纤维缺乏，肠道得不到应有的刺激，蠕动迟缓，精细食物特别是肉食产生的大量有害物质（如吲哚、氨气等）长时间停留于肠内，并不断吸收入血，刺激全身动脉血管，使之经常处于痉挛状态，导致动脉粥样硬化、高血压病的发生。

饮酒

据报道，饮用酒精量与血压的升高成正比，酒精的升压作用与体重增加具有相互协同的作用。这种作用一般不分性别、种族，酒精可以直接使血压升高。

临床试验也表明，血压正常或高血压的饮酒患者，如降低其饮用啤酒的含酒精量80%，可见与之平行的血压下降、心率减慢，一般在1～2周可出现效果，并可维持6周以上。

有研究报道，每天平均饮酒精30～40 g者，收缩压比不饮酒者高3～4 mmHg，舒张压高1～2 mmHg，高血压患病率高50%；如每天饮酒精

50 ~ 60 g，收缩压比不饮酒者高 5 ~ 6 mmHg，舒张压高 2 ~ 4 mmHg；每天平均饮酒精 60 ~ 70 g 者，高血压患病率比不饮酒者高 100%。

其他因素

引起高血压病的其他因素还有大量吸烟及精神刺激，体内某些微量元素的缺乏或存在过量的有毒元素，也可直接或间接使高血压病的发病率增高。

高血压病的主要症状

高血压病的主要临床表现，因患者的发病类型不同而有所区别。大多数轻度高血压病患者，在病变初期是没有明显症状的，这种状态往往要持续很长一段时期，约 50% 患者是因体检或其他疾病就诊时才发现血压升高，这就是很多高血压病患者声称自己"没有感觉"的原因。需要指出的是，高血压病的症状并不都是与血压高低成正比的，有些血压不高但症状却很多，另一些人虽然血压很高但症状却不很明显。当患者出现以下症状的，要考虑是否患了高血压病。

头晕

头晕为高血压最多见症状，有些是一过性的，在突然下蹲或起立时出现，有些则是持续性的。

头晕是患者的主要痛苦所在，其头部常有持续性的沉闷不适感。病情较轻者闭目养神、休息片刻后，其眩晕症状可以慢慢消失；如果病情较重，则头晕目眩，如坐舟车之中，旋转不定，头重脚轻，严重地妨碍思考、影响工作，对周围事物失去兴趣。当出现高血压危象或椎－基底动脉供血不足时，可出现与内耳眩晕症相类似的症状。

头痛

头痛亦是高血压病的常见症状，多为持续性钝痛或搏动性胀痛，甚至有炸裂样剧痛，有些头痛则仅仅是头部沉重感或压迫感，疼痛部位多在额部、两旁的太阳穴和枕部。常在早晨睡醒时发生，起床活动及洗脸后会好一些，剧烈运动或精神疲乏时会加重。这种头痛主要是由于高血压影响脑血管舒缩功能失常而引起。

心悸

心悸即患者感觉心中发慌，感觉心脏跳动不安的一种症状。中医把心悸分为两种：由外界环境的刺激因素（如猛烈的响声等）而引起的心慌心跳称为"惊悸"，由于内在因素（如心气不足）而引起的称为"怔忡"。这两者之间又是相互联系的，惊悸日久不愈可逐渐发展成为怔忡，因此习惯上把它们统称为心悸。据临床观察，惊悸多见于高血压病的早期，而怔忡则主要见于中晚期高血压病，常伴有心功能失常。

烦躁、失眠

高血压病患者性情多较急躁、遇事敏感，易激动。失眠是指患者经常性不能获得正常睡眠。轻者表现为入睡困难，或睡眠不深，容易醒转，半夜醒来后就无法再次入眠；重者甚至彻夜不眠。高血压病的失眠常可伴有多梦的现象，甚至噩梦纷纭，可见于高血压病的各期，长期失眠又可导致高血压病情的加重。

耳鸣

耳鸣是指患者自觉脑中"嗡嗡"轰鸣，或耳中有响声如蝉鸣。中医认为主要是由于肾亏的缘故。Ⅱ～Ⅲ期高血压病患者由于血压较高，常出现这些症状，一方面是高血压、血管硬化、脑部供血不足等直接影响的结果，另一方面可与神经衰弱有关。

注意力不集中，记忆力减退

早期多不明显，但随着病情发展而逐渐加重。因颇令人苦恼，故常成为促使患者就诊的原因之一。表现为患者注意力容易分散，记忆力减退，常很难记住近期发生的事情，而对过去的事却记忆犹新。

肢体麻痹

常见手指、足趾麻木，或皮肤如蚊行感，或项背肌肉紧张、酸痛，部分患者常感手指不灵活。这种现象多数是由于高血压血管收缩或动脉硬化等原因引起肢体局部供血不足所致，一般经过适当治疗后可以好转。但若肢体麻木较顽固，持续时间长，而且固定出现于某一肢体，并伴有肢体乏力、抽筋、跳痛时，应及时到医院就诊。

高血压病的常见并发症

高血压病之所以对健康和生命危害严重，不仅仅是因为高血压本身，更主要是因为它对心、肾及大脑的损害，容易导致以下并发症。

脑出血

脑出血是高血压病最严重的并发症，无论是急进型高血压，还是缓进型高血压，均可导致脑血管破裂出血，危及生命。高血压脑出血部位绝大多数发生在基底节、丘脑和内囊，少数发生在脑桥、小脑及脑叶的白质。

脑出血绝大部分发生于 50 ~ 70 岁的中老年人，男性多于女性，而且 90% 以上的患者有长期高血压病史。发病多在白天，且大多在精神紧张、情绪激动、费劲用力的情况下发生，本病通常起病急骤，剧烈头痛、呕吐，有时呈喷射样，很快出现昏迷、偏瘫等症状。患者在数分钟至数小时内，病情发展为呼吸不规则，神志不清，抽搐，躁动不安，鼾声随病情发展由小到大，继而出现瞳孔改变，两侧不等大、缩小或散大，失语，大、小便失禁等一系列危重症状。但出血量少，病情较轻的患者，临床上只有头痛、头晕、肢体无力症状。若逐渐发展为意识障碍的，要特别注意。

肾脏损害

长期患严重的原发性高血压，可直接引起肾小血管发生硬化性改变，进而肾的血液供应也随之发生障碍，致使肾脏发生缺血性改变。这就造成了部分肾小球发生变性坏死，正常的肾单位逐渐减少，而病变的肾单位不断增多，肾血流量明显减少，肾小球滤过率下降。

心力衰竭

高血压是引起心力衰竭最常见的病因之一，临床上有 75% 以上的心力衰竭是由高血压引起的。

高血压最初引起左心室肥厚，原因是血流动力学的变化，血压持续升高，总外周阻力加大，心室压力负荷过重。长期的心脏前、后负荷超载，引起循环系统的各种代偿性改变，使心脏功能的储备减低，最后发展为心力衰竭。

动脉粥样硬化

长期高血压病变常累及全身血管，其病理改变是动脉硬化，目前大约 90% 以上的高血压病患者并发动脉硬化。动脉硬化可发生于全身各部位的血管，但最容易发生的是冠状动脉，其次是脑动脉、主动脉、肾动脉和四肢动脉。高血压导致的全身动脉硬化中，又以粥样硬化改变最为明显。粥样硬化形成之后，引起动脉狭窄，血流不畅，甚至导致动脉闭塞，引起心、脑、肾等器官的缺血，甚至坏死，出现相应的临床表现。如冠状动脉粥样硬化可引起心绞痛，严重者可发生心肌梗死、心力衰竭。

高血压病患者要坚持四个定期检查

高血压病患者在就诊过程中往往被要求做一些常规检查，而有些高血压病患者不知道这些检查的目的。其实这些检查非常必要，目的是明确引起血压异常升高的病因，鉴别原发性与继发性高血压；明确高血压病情严重程度；

明确是否存在并发症，如高脂血症、糖尿病、痛风等，以及心、脑、肾并发症，如冠心病、脑卒中、肾功能不全等。因此，高血压病患者应做下列常规检查。

定期测血压

据统计，40 岁以上者高血压病发病率比 40 岁以下者高 3 倍。有以下情况的人更要做到定期检查血压：有高血压病家族史者；每天食盐量超过 10 g以上者；超过标准体重 20% 者；有吸烟史，每天吸 20 支以上，超过 1 年者；经常饮高度白酒，每天 100 g 以上者；经常接触噪声、镉等有害因素者；连续口服避孕药物 1 年以上者。如果想早期发现自己是否患有高血压病，最好的办法就是定期检查身体和测量血压，每年至少 4 次。

定期查眼底

刘大爷到医院看高血压病，经内科医生全面检查以后，最后被要求到眼科检查眼底。刘大爷百思不得其解，莫非是医生想多检查多收钱吧！不过刘大爷最后还是很不情愿地去了眼科。那么对高血压病患者为什么非要检查眼底呢？

眼底检查是高血压病最常用的检查方法之一，主要目的是了解小动脉病损情况，以便对高血压病患者进行准确分级。例如视网膜小动脉普遍或局部狭窄表示小动脉中度受损；视网膜出血或渗血，或发生视盘水肿，表示血管损伤程度严重。总之，高血压视网膜病变能反映高血压病的严重程度及客观反映周身小血管病变的损伤程度，眼底检查对高血压病的临床诊断、治疗及预后评估帮助很大。

定期查心脏

高血压对心脏的损害主要是心肌肥厚和冠状动脉改变。高血压病的预后与所并发的心脏病变严重程度密切相关。高血压心脏病的主要治疗目标是逆转心肌肥大及冠状动脉的病变。资料显示，75%的心力衰竭是由高血压心脏病所致，因此高血压病患者应常规检查心脏的情况。

心脏彩色超声检查是目前较能全面反映心脏结构和功能的有效方法，是医院最常用的检查方法之一。此外，心电图、X线胸片及心脏CT、心脏核素扫描等检测的目的也是确定高血压病患者的心脏功能状况，并判断是否有心脏肥大，是否存在心肌损伤或合并冠心病等。最为方便的检查就是查心电图，因为高血压对心脏的影响可在心电图上表现出来。血压高表示心脏的后负荷增加，长期反复的后负荷增加，可导致心肌肥大、心肌劳损。高血压常见的心电图改变如下。

1.**心电轴改变**　约65%的患者有电轴左偏，原因是肥厚的心肌纤维化损伤了左侧束支的前分支以及心脏转位的缘故。

2.**QRS间期**　可以出现延长。正常者为0.06～0.08秒，高血压者可达0.10～0.11秒。

3.**左心室肥大及左心室高电压**　是高血压病患者最常见的心电图改变。

4.**心肌损伤的改变**　出现某些导联ST段的下降和T波的倒置等，考虑有心肌受损。如既有左心室高电压，又有心肌损伤，则诊断为左心室肥厚、劳损，多与高血压有关。

5.**左心房负担加重**　心电图显示P波增宽、切迹等表现，说明高血压已累及了左心房。

6.**各种心律失常**　如心房颤动、各种期前收缩、房室及束支传导阻滞等。

高血压病患者出现明显心电图异常，说明心脏已受到明显损害，需引起重视。

定期查尿常规

尿常规检查的目的是了解有无早期肾脏损害，高血压是否由肾脏疾病引起，以及是否伴有糖尿病等。若尿中有大量蛋白尿、红细胞、白细胞、管型，则应考虑慢性肾炎或肾盂肾炎所致的继发性高血压；若仅有少量蛋白尿、红细胞，提示可能是原发性高血压所致的肾脏损害；若发现尿糖，则需进一步查血糖，以判断是否患有糖尿病。为了避免误差，留取尿液标本时应使用清洁容器，取清晨第一次尿液并及时送检；女性患者应避开月经期并留中段尿做尿液检查。

定期健康检查有利于早期发现有高血压病和有高血压病倾向者，从而进行有效治疗。生活中许多早期高血压病的发现与及时定期检查有关，尤其是临界高血压。科学观察发现，原来血压正常的人只有11.1％的人发展为高血压，而临界高血压者却有71.5％的人发展为高血压病。所以一旦确定为临界高血压，就要重视临界高血压的防治，防止血压进一步升高。

应对高血压病的三大原则

高血压病患者治疗的主要目的是最大限度地降低心血管病的死亡率和病残率，将血压控制在一个适当的水平，消除高血压带来的种种不适，保证患者的生活质量。由于高血压病患者的年龄、病变性质、病变严重程度各不相同，有的患者甚至还有其他严重并发症，所以，治疗方案也不尽相同。也就是说，治疗高血压病不会有一个固定的模式，但需遵循以下基本治疗原则。

1. 早期治疗 美国学者对400万份健康保险者的资料分析表明，轻度高血压病者，舒张压在88 ~ 92 mmHg(11.7 ~ 12.3 kPa)的人比舒张压在 80 mmHg(10.7 kPa) 左右的人预期死亡率高 30%；舒张压在 98 ～ 102 mmHg(13.1 ～ 13.6 kPa) 的患者死亡率是健康人舒张压 78 ～ 82 mmHg(10.4 ～ 10.9 kPa) 的 2 倍。因此，轻度高血压病是否需要治疗的答案是肯定的。

2. **预防并发症**　高血压病的治疗原则是尽量减少高血压对心、脑、肾等重要器官的损害，并且逆转已经形成的损害。事实证明，高血压病患者经过降压治疗后，心、脑、肾并发症明显减少，而对已有的并发症进行治疗，又可明显延长患者的生命。在降压治疗的同时，要防治心、脑血管并发症的其他危险因素和症候，如左心室肥厚、高脂血症、糖尿病、高胰岛素血症和肥胖等。

3. **因人而异**　由于高血压病的病因复杂，发病原因各不相同，高血压病患者的具体情况也有所不同，所以其治疗的一个重要原则是强调原则性与个体化相结合，不同的患者应当采取不同的治疗方法，治疗方案应切实可行。在治疗时要全面考虑，并在医师的指导下进行。治疗方案应尽量简便，容易被患者接受，能够坚持长期治疗。无论是药物治疗，还是非药物治疗，均应如此。

高血压病的治疗

三级预防方法

1 级预防　所谓 1 级预防，就是指采用健康的生活方式来预防高血压。美国芝加哥的一项研究表明，高血压的 1 级预防可减少高血压发病 55%，所以从卫生经济学观点来看，1 级预防有良好的投资效益比。高血压 1 级预防的方案，就是合理膳食与减轻体重，一切预防措施都要围绕降低这些因素的水平而实施。除此之外，高血压的发病在一定程度上又与人的精神与心理过度紧张密切相关。所以还要调理情绪，保持愉快健康的心态。

2级预防 所谓2级预防，就是指对高血压病的早期发现、早期诊断和早期治疗。

3级预防 所谓3级预防，就是指通过对高血压病的积极治疗，达到减少心、脑、肾并发症的发生及发展，改善高血压病患者预后的目的。美国有研究者指出，采用健康四大基石为主的健康生活方式，可使美国人的平均寿命延长10年，可以使高血压发病率降低55%，脑卒中降低75%，糖尿病降低50%，肿瘤降低1/3，并且使生活质量全面提高，人均寿命明显延长。因此，选择健康的生活方式是实现健康的最好选择。

健康生活四大基石：合理膳食，适量运动，戒烟限酒，心理平衡。

所谓合理膳食，是指营养元素全面，粗、细粮搭配，总量控制，少量多餐，多吃蔬菜和水果。心理平衡是最关键的一项，保持良好的心境，可使身体免疫功能处于最佳状态，心理不平衡可以促使心血管疾病的发生。

目前研究认为，应激在许多疾病的发生发展中都起着非常重要的作用，50%～70%的就诊患者，其所患的疾病可能被应激所诱发，或者被应激所恶化。

相关医学研究认为，原发性高血压、动脉粥样硬化、冠心病、支气管哮喘、应激性溃疡等疾病，应激在其发生及发展过程中是一个非常重要的原因和诱因。情绪心理应激因素与原发性高血压、冠心病和心律失常有密切的关系，已证实持续的负面情绪因素特别是敌意情绪，可促进高血压和冠心病的发生。此外，情绪心理应激还通过目前尚不知晓的通路，激活高血压的遗传易感因素，并促进动脉粥样硬化和高血压病的发生。

非药物治疗

高血压病属慢性病，多数患者需长期、终身治疗，采用药物控制高血压，尽管能产生持续、可靠的降压作用，并降低心、脑血管疾病的发生率和死亡率，但常因药物的副作用以及长期服药的经济负担而影响高血压的有效控制。

研究表明，非药物治疗措施——改善生活方式，是一种非常有效的控制高血压的方法。WHO推荐减肥、合理膳食、运动及松弛疗法等非药物措施，是控制高血压的基础疗法。

1. 减肥

众所周知，肥胖与高血压有明显关系。因此所有的肥胖高血压病患者应积极减轻体重，建议体重指数（BMI, kg/m^2）应控制在24以下。减轻体重对健康的效益是巨大的，如在人群中平均体重下降5～10 kg，收缩压可下降5～20 mmHg（0.7/2.7 kPa）。高血压病患者体重减少10%，则可使胰岛素抵抗、糖尿病、高脂血症和左心室肥厚得以改善。

减肥的方法：一方面是减少总热量的摄入，强调少脂肪并限制过多糖类的摄入。另一方面是增强体育锻炼，如跑步、打太极拳、练健美操等。在减肥过程中，还需积极控制其他危险因素，老年高血压病患者则需严格限盐等。减肥的速度可因人而异，但首次减肥最好达到减肥5 kg以增强减肥信心，减肥可提高整体健康水平，减少包括癌症在内的许多慢性病，关键是"吃饭适量，活动适度"。

2. 合理膳食

根据我国的实际情况，对改善膳食结构预防高血压，提出以下建议。

减少脂肪

流行病学资料显示，即使不减少膳食中的钠和不减肥，如果将膳食脂肪控制在总热量 25% 以下，将不饱和脂肪酸 / 饱和脂肪酸比值维持在 1，连续 40 天可使男性的收缩压和舒张压下降 12%，女性的下降 5%。建议改善动物性食物结构，减少含脂肪高的猪肉的摄入，增加含蛋白质较高而脂肪较少的禽类及鱼类的摄入。蛋白质占总热量 15% 左右，动物蛋白占总蛋白质 20%。蛋白质量依次为：奶、蛋；鱼、虾；鸡、鸭；猪、牛、羊肉；植物蛋白，其中豆类最好。

降低钠盐

WHO 建议每人每天食盐量不超过 6 g，而我国膳食中约 80% 的钠来自于烹调或含盐高的腌制品，因此限盐首先要减少烹调用盐及含盐高的调料，少食各种咸菜及盐腌食品。

补充钾和钙

研究资料表明，钾与血压呈明显负相关，但我国膳食多低钾、低钙，应增加含钾多含钙高的食物，如绿叶菜、鲜奶、豆类制品等。

多吃蔬菜和水果

研究证明增加蔬菜或水果摄入，同时减少脂肪摄入，可使收缩压和舒张压有所下降。素食者比肉食者有较低的血压，其降压的作用可能基于水果蔬菜、食物纤维和低脂肪的综合作用。人类饮食以素食为主、适当肉食最为理想。

3. 限制饮酒

尽管有研究表明，非常少量地饮酒可能减少冠心病发病的风险，但是饮酒和血压水平及高血压患病率之间却呈线性相关，大量饮酒可诱发心、脑血管病变的发生。因此提倡高血压病患者应戒酒。若要喝酒，建议每日饮酒量应为少量，男性饮酒精不超过 25 g，即葡萄酒少于 100 ~ 150 ml，或啤酒少于 250 ~ 500 ml，或白酒少于 25 ~ 50 ml；女性则减半量；孕妇不饮酒；不提倡饮高度烈性酒。WHO 对饮酒的新建议是：酒，越少越好。

4. 戒烟

吸烟作为一种公害已受到社会高度重视，据有关资料证明尼古丁可迅速升高动脉血压，降低服药的依从性并增加降压药物的剂量，故对高血压病患者来说戒烟也是很重要的。

5. 增加活动量

适当体育锻炼和体力劳动不仅能锻炼身体，增强体质，而且中等强度的运动还可改善心排血量，降低血压，减轻体重，强身健骨，还能改善睡眠、调节脏器功能等。所以，对于早期高血压病患者，可选用中等强度运动结合减轻体重的治疗方法。

6. 有氧运动

目前，国内外推崇的是有氧代谢运动，即在整个运动过程中，吸入的氧气与人体运动代谢所需氧气相等的耐久性运动，特点是强度低、有节奏、不中断、持续时间较长。如快速步行、慢跑、游泳、骑自行车、练健身操等，每次以 30 分钟左右为宜，每周 3 ~ 5 次为佳。

高血压病患者可根据自身情况和活动后的反应，以决定自己的运动种类、强度、频度和持续运动时间。但对于高龄合并心、脑、肾损害的高血压病患者，应注意控制运动量，过度剧烈的体力活动并不合适，有时甚至适得其反，因不适当的运动会诱发心力衰竭、心绞痛、心肌梗死、脑卒中和猝死。

7. 精神调理

长期精神压力和心情抑郁，是引起高血压和其他一些慢性病的重要原因之一。对于高血压病患者，这种精神状态常使他们较少采用健康的生活方式，多酗酒、吸烟等，并降低对抗高血压治疗的依从性。对有精神压力和心理不平衡的人，应减轻其精神压力和改变心态，要正确对待自己、他人和社会，积极参加社会和集体活动。

药物治疗

《中国高血压防治指南》提出降压治疗的 4 项原则：开始治疗时使用小剂量降压药物，以减少不良反应；采用合理的药物联合达到最大的降压效果，固定的小剂量联合制剂具有优越性；如果初始治疗方案无效或不能耐受，改用另一种不同类型的降压药；使用长效降压药，改善治疗依从性和减低血压变异性。

《中国高血压防治指南》中推荐，目前有六大类降压药：利尿药、β 受体阻滞药、血管紧张素转化酶抑制药、钙通道阻滞药、α 受体阻滞药、血管紧张素 II 受体阻滞药。

以上都适合于初始降压治疗，因为降压治疗的益处主要来自血压降低本身，随机临床试验还未能提供不同类型的降压药，在血压降低程度相同时对长期结果有不同影响。

笔者认为，各类降压药单药治疗在推荐的剂量和足够的疗程时，其降压程度相似，经安慰剂校正，收缩压和舒张压平均仅下降 4% ~ 8%。70% 以上患者，需要联合治疗才能达到血压控制目标值，收缩压和舒张压平均下降达 8% ~ 15%。

笔者根据临床实践推荐以下联合降压治疗方案：利尿药和 β 受体阻滞药；利尿药和血管紧张素转化酶抑制药或血管紧张素 II 受体阻滞药；二氢吡啶类钙拮抗药和 β 受体阻滞药；钙通道阻滞药和血管紧张素转化酶抑制药；α 受体阻滞药和 β 受体阻滞药。

1.利尿降压药

降压机制

本类药物初期主要通过利尿、排钠离子，减少血容量，使心排血量降低而降血压。但持续使用数周后，血容量、体内钠离子总量和心排血量渐趋正常，其降压作用主要是通过血管平滑肌内钠离子含量降低，减弱小动脉平滑肌对去甲肾上腺素及血管紧张素Ⅱ等加压物质的效应，从而使血管扩张而降压。降压作用缓和，服药2～3周后作用达高峰，适用于轻度和中度高血压，尤其适用于老年人收缩期高血压及合并心力衰竭者。可单用或与其他药合用。

常用药物见表1-1。

表1-1 常用利尿降压药物及用法

药物类型	药名	用法用量
噻嗪类利尿药	氢氯噻嗪（双氢克尿塞）（Hydro chlorothiazide）	25 mg，每日1～3次
	氯噻酮（Chlorthalidone）	12.5～50 mg/d，每日1次或隔日1次
	吲哒帕胺（Indapamide）	2.5～5 mg，每日1次
襻利尿药	呋喃苯胺酸（Furosemide）	20～40 mg，每日1～2次，口服20～30分钟后开始利尿
	利尿酸（Ethacrynic acid）	25～50 mg，每日1～2次，服后半小时开始利尿
潴钾利尿药	螺内酯（安体舒通）（Spironolactone）	20～40 mg，每日2～4次
	氨苯蝶啶（Triamterene）	20～40 mg，每日2～4次

不良反应及注意事项

低钾：钾离子是心血管活动必不可少的电解质，如果严重缺钾，会导致不良后果，所以服药期间要严密观察血清钾，一旦发现有低钾趋势，应补钾，并进行必要监护。常用的补钾药物有缓释氯化钾，每次 0.5～1.0 mg，每日3次。患者还可在平时饮食中进食富含钾的食品，如瘦肉、海产品及橘子等。

低钠血症：表现为倦怠、食欲缺乏、血压低、尿素氮升高，严重者出现神经系统症状。

诱发痛风：噻嗪类利尿药引起血液中尿酸物质升高，尤其是肾功能损害严重者易发生，患者多表现为全身小关节红、肿、痛，应给予丙磺舒或别嘌呤醇等治疗。

反射性引起肾素活性升高，使血管紧张素Ⅱ升高，导致醛和酮增加，产生不利于降压的效果，可以合用 β 受体阻滞药。

保钾利尿药单独应用效果不佳，常与其他利尿药合用，所以用该药时补钾药应适当减少。

单独应用强效降压利尿药时应补钾，但和血管紧张素转换酶抑制药合用时，无须补钾。

利尿药应间断应用，利尿药可引起一系列代谢紊乱，不利于预防冠心病。

2. β 受体阻滞药

降压机制

一是心脏 β 受体被阻断后，心率下降、心脏收缩力受抑制，心排血量降低导致血压下降。二是抑制肾素分泌，因为 β 受体阻滞药抑制了肾交感神经，而促使近球细胞分泌或释放肾素的功能受到抑制，因此尤其适用于高肾素性高血压。三是降低了外周交感神经活性，外周交感神经阻断后血管扩张，血压下降。降压作用缓慢，适用于轻中度高血压及高血压合并冠心病者。青年人高血压因心率快，心排血量增加，用药后可明显降低血压及改善症状。

常用药物见表 1-2。

表1-2　常用 β 受体阻滞药及用法

药名	用法用量
普萘洛尔（心得安） （Propranolol）	一般剂量为 10 ~ 20 mg，每日 2 ~ 3 次
阿替洛尔（氨酰心安） （Atenolol）	50 ~ 100 mg，每日 1 次
美托洛尔（美多心安） （Metoprolol）	25 ~ 50 mg，分 2 次服
倍他洛尔（Betaxolol）	10 ~ 20 mg，每日 1 次

不良反应及注意事项

有诱发或加重哮喘的危险，支气管哮喘或慢性支气管炎、肺气肿、肺心病患者禁用或慎用。

加重严重心力衰竭患者的心力衰竭程度，有可能加重糖尿病患者的低血糖症状。

使血总胆固醇、低密度脂蛋白和三酰甘油水平增加，使高密度脂蛋白降低。

冠心病患者长期用西药不能突然停药，以免诱发心绞痛。因抑制心肌收缩，不宜与钙通道阻滞药合用。

3.钙通道阻滞药

降压机制

钙离子与肌肉组织（包括心肌、血管平滑肌）的收缩功能密切相关，钙拮抗药就是通过复杂的机制，抑制细胞外钙离子进入细胞内，使细胞的收缩能力减弱。如心肌收缩力下降，血管舒张，共同导致血压下降。本类药降压迅速，作用稳定，适用于中度和重度高血压的治疗，尤其适宜于老年高血压的治疗。

常用药物见表1-3。

表1-3　常用钙通道阻滞药及用法

药名	用法用量
硝苯地平（硝苯啶）（Nifedipine）	一般剂量5～20 mg，每日3次。紧急降压者也可舌下含服，5分钟后即有降压作用，可维持3～4小时。缓（控）释片30～60 mg，每日1次
尼卡地平（Nicardipine）	10～20 mg，每日2～3次；或缓释片40 mg，每日1次
尼莫地平（Nimodipine）	20～40 mg，每日3次，最大剂量为240mg/d
尼索地平（Nisoldipine）	5 mg，每日1次
地尔硫䓬（硫氮䓬酮）Diltiazem（Hydrochloride）	30～60 mg，每日3次或缓释片90～180 mg，每日2次
维拉帕米（异搏定）（Verapamil）	40～80 mg，每日1～3次或缓释片120～240 mg，每日1次

不良反应及注意事项

反射性心率增加，每搏输出量增加，也反射性增加血浆肾素活性。合用β受体阻滞药可减轻此反应，并增强其降压作用。

硝苯吡啶的扩血管作用最强，故常有头痛、面部潮红等，开始给小剂量，待适应后再加量。若出现踝部水肿，可能与局部微血管通透性增加有关，合用利尿药可减轻。

心功能差者，不论是口服或静脉应用维拉帕米（异搏定），均可导致心动过缓，多种传导障碍或停搏，尤其是高血压心脏病晚期心力衰竭患者应慎用。

上述不良反应主要见于短作用制剂，不宜长期应用，近年来二氢吡啶类缓释、控释或长效制剂不断问世，使上述不良反应显著减少，可用于长期治疗。

4.血管紧张素转化酶抑制药（ACEI）

降压机制

血管紧张素转化酶（ACE）被抑制后，会导致血管紧张素Ⅱ生成减少，小动脉平滑肌收缩力降低，外周阻力下降，致血压下降。血管紧张素转化酶抑制药已作为抗高血压药物广泛应用于临床。

常用药物见表1-4。

表1-4　常用血管紧张素转化酶抑制药及用法

药名	用法用量
卡托普利 （Captopril）	12.5 mg，每日3次，口服后15～30分钟开始降压，1～1.5小时达作用高峰，作用持续8～12小时
恩那普利（依那普利） （Enalapril）	5 mg，每日1～2次，常用量为每天10～20 mg
赖诺普利 （Lisinopril）	5～40 mg，每日1次
雷米普利 （Ramipril）	2.5～10 mg，每日1次
西拉普利 （Cilazapril）	每天2.5～10 mg，分1～2次口服

不良反应及注意事项

双侧肾动脉狭窄或仅有一个肾脏的单侧肾动脉狭窄的患者，有可能发生可逆性急性肾衰竭。可能有蛋白尿出现。高钾血症，特别是有肾功能不全的患者更易出现。也可出现中性粒细胞减少现象，有时出现咳嗽。突然停药后，有血压反跳性升高。对上述可能发生的不良反应要密切观察，及时发现，及时逐渐减量至终止用药。

5.血管紧张素Ⅱ受体拮抗药（ATⅡ）

降压机制

血管紧张素Ⅱ受体拮抗药是最新使用的降压药，能阻断血管紧张素Ⅱ的作用而降压。

常用药物见表1-5。

表1-5 血管紧张素Ⅱ受体拮抗药及用法

药名	用法用量
洛沙坦（Losartan）	25～100 mg，每日1次
缬沙坦（Valsartan）	80 mg，每日1次。适用和禁用对象与ACEI相同，目前主要用于ACEI治疗后发生干咳的患者

6.α受体阻滞药

α受体阻滞药分为选择性和非选择性两大类，非选择性阻滞药酚妥拉明除用于嗜铬细胞瘤患者外，一般不用于治疗高血压。临床上用于治疗高血压的多为选择性α受体阻滞药。

降压机制

α受体被阻断后，去甲肾上腺素对血管收缩作用减弱，能舒张静脉和动脉，显著降低高血压病患者的收缩压和舒张压。

常用药物见表1-6。

表1-6 常用 α 受体阻滞药及用法

药名	用法用量
哌唑嗪（脉宁平） （Prazosin）	0.5 mg，每日 3 次，2 周内可增至 2 mg，每日 2～3 次
三甲氧唑啉（三甲唑嗪） （Trimazosin）	25 mg，每日 2～3 次，逐渐加量，一般剂量为 200～300 mg/d，最大剂量不超过 900 mg/d
特拉唑嗪 （Terazosin）	开始剂量为 1 mg，每日 1 次，约 1 周后可增至 2 mg

不良反应及注意事项

第 1 次给药可致严重的直立性低血压、晕厥和心悸等，称为"首剂现象"，尤其在直立体位、饥饿、低盐时易发生。所以首次剂量要小，并注意出现直立性低血压，避免发生首剂现象。此类药物如哌唑嗪容易出现耐药现象，即用某一剂量控制血压后，治疗中又发现血压升高现象。克服方法是：间隔 1 周增加 1 次剂量，与利尿药或 β 受体阻滞药合用后降压效力增强。其他不良反应还有尿频、头痛、恶心等。

7.其他

其他降压药物包括周围交感神经抑制剂如利血平（Reserpine）、胍乙啶（Abapresin），中枢神经抑制药如甲基多巴（Alpha-methyldopa）、可乐定（Clonidine），直接扩张血管药如长压定（Minoxidil）等。

二

高血压病的中医药治疗

中医药早在数千年以前就已形成其独特而完整的理论体系，应注重从宏观的、整体的角度来认识和研究人体生理功能、病理变化，进而认识疾病及其防治规律。

大量的实践已证明，运用中医中药的手段和方法治疗高血压及其他心脑血管疾病，是非常有效的，在某些方面还具有相对的优势。

高血压病的中医认识

高血压病症状虽多，但以眩晕、头痛为主要症状。中医学虽然没有高血压病这一病名，但中医文献中对眩晕、头痛的病因、发病机制和防治方法早有记载。中医学关于眩晕与头痛的最早记载，可追溯至殷商时期的甲骨文，其中有关"疾首"记载："疾首"即头部的疾病，当指头痛、头晕一类的病证。《黄帝内经》认为："诸风掉眩，皆属于肝""脑为髓之海……髓海不足，则脑转耳鸣，胫酸眩晕，目无所见。"指出本病的眩晕与肝肾有关，为髓海不足、脑失所养而致。《神农本草经》中记载了多种用于治疗眩晕、头痛的药物，如"菊花治头风头眩，肿痛；半夏治头眩胸胀"。治头痛的药物如细辛、川芎、麻黄、白鲜皮、藁本、厚朴、松罗等。

张仲景《伤寒杂病论》揭示了痰饮所致的眩晕，"当以温药和之"的基本治疗原则，创制了以苓桂术甘汤为代表的系列方剂。分别论述了太阳、阳明、少阳、厥阴等经的头痛见证。

唐代孙思邈的《千金要方》和《千金翼方》都列有"风眩"等多种病征的治方，对于眩晕、头痛在内的多种疾病，皆擅从风论治。指出其病"痰热相感而动风、风心相乱则闷瞀，故谓之风眩""其病必至巅顶，以肝之脉与督脉会于巅故也……肝厥头痛必多眩晕"。

宋金时代刘完素认为眩晕为"心火暴盛，肾水枯竭"所致，强调中风内风说。

李东垣将头痛分为内伤头痛与外感头痛两大类，他在《内外伤辨惑论》中说："内证头痛，有时而作，有时而止；外证头痛，常常有之，直须传入里实方罢。此又内外证之不同者也。"在治疗用药上提出太阳经头痛，川芎、羌活、独活、麻黄之类为主；少阳经头痛，柴胡为主；阳明经头痛，升麻、葛根、石膏、白芷为主；太阴经头痛，苍术、半夏、南星为主；少阴经头痛，麻黄、附子、细辛为主；厥阴经头痛，吴茱萸汤主之。又提出"血虚头痛，当归、川芎为主；气虚头痛，人参、黄芪为主；气血俱虚头痛，补中益气汤少加川芎、蔓荆子、细辛其效如神。白术半夏天麻汤治痰厥头痛药也，青空膏乃风湿热头痛药也，羌活附子汤治厥阴头痛药也"。

李东垣尤其强调天麻的治疗作用。《兰室秘藏·头痛》云："足太阳痰厥头痛，非半夏不能疗；眼黑头旋风虚内作，非天麻不能除。"天麻，味甘性平，主入肝经，有息风、定惊之效。现代药理研究发现，天麻具有镇静、抗惊厥、镇痛、强心、扩张血管、降血压等作用，临床上也被广泛用于高血压、神经衰弱、血管神经性头痛及多种疼痛的治疗。

《丹溪心法》说："头眩，痰挟气虚并火，治痰为主，加补气药及降火药。无痰则不作眩，痰因火动，又有湿痰者，有火痰者。"认为痰与火也是引起本病的病因。

明代《景岳全书》指出："眩晕一证，虚者居其八九……兼痰者不过十中一二耳。"认为虚损劳伤是引起眩晕的原因之一。治虚尤其推崇大补元煎、十全大补汤及熟地黄、当归、枸杞子等温补肾阴肾阳之品。还对眩晕与头痛二症进行了辨别，提出："头痛之病，上实证也；头眩之病，上虚证也。"并宗《素问》"是以头痛巅疾，下虚上实"之说，进一步阐述其机，"上实下虚为厥巅疾，此为邪气在上，所以为痛"。与头痛不同，认为眩晕多由"上气不足"所致，"上虚则眩"。在治疗上亦有不同，"上实者宜降宜抑，上虚者最不宜再伐生气。"

清代叶天士《临证指南医案》记载叶桂治疗眩晕、头痛验案各 15 首。华岫云评叶桂治眩晕案云："所患眩晕者，非外来之邪，乃肝胆之风阳上冒耳，甚则有昏厥跌仆之虞。其症有夹痰、夹火，中虚、下虚，治胆、治胃、治肝之分。火盛者，先生用羚羊、山栀、连翘、天花粉、元参、鲜生地黄、牡丹皮、桑叶，以清泄上焦窍络之热，此先从胆治也；痰多者必理阳明，消痰如鲜竹沥、姜汁、菖蒲、橘红、二陈汤之类；中虚则兼用人参、外台茯苓饮是也；下虚者，必从肝治，补肾滋肝，育阴潜阳，镇摄之治是也。至于天麻、钩藤、菊花之属，皆系息风之品，可随症加入。此症之原，本之肝风，当与肝风、中风、头风门合而参之。"可谓深得其师旨意。叶天士创造性地发展了"久病入络"的理论，认为邪气久羁，必伤血络，在临床上对于多种疾病的辨治他都应用了络病理论，头痛症中倡气血瘀痹，就是对络病理论的具体应用，其治在辛通宣散的基础上，用虫蚁搜剔的治法更是临证治疗之精华，对于后世头痛的治疗产生了极大的影响。

王清任强调："治病之要诀，在明白气血。"创用通窍活血汤治疗头痛，开创了活血化瘀法治疗头痛的先河。方中以川芎、当归、桃仁、红花、生地黄、赤芍活血化瘀而养血；柴胡、枳壳行气舒肝；桔梗开肺气，载药上行，配伍枳壳则升降上焦之气而宽胸；牛膝通利血脉，引血下行。诸药配伍，共奏活血祛瘀、行气止痛之效，因此对于瘀血所致之头痛证，亦具有良好的效果，至今仍被广泛应用于临床，其活血化瘀法为后世所遵。

民国时期张锡纯创"镇肝息风汤"等名方以治肝阳上亢的头痛眩晕诸症，至今仍为临床所推崇。

高血压病的中医病因病机

病因

1. 禀赋与体质因素

人体禀赋来源于先天，"肾为先天之本"，肾气的强弱受之于父母，高血压病的发生与先天禀赋有关，这一观点与现代医学高血压病的发病机制中的遗传因素相类似。有些人一出生就具有某些遗传缺陷，预示着今后在一定的条件下会发生相应的疾病，高血压病更是如此。肾有肾阴和肾阳之分，肾阴主濡养一身之阴血，肾阳主温养一身之阳气，如若禀赋偏于肾的阴精不足者，易产生阴虚阳亢的病理变化，高血压病常表现为肝肾阴虚、心肾不交、肝阳上亢及肝风上扰证，这在临床较为多见；如若禀赋偏于肾的阳气不足者，也会出现阳虚阴盛机体无以温化，形成阴寒水湿停滞的病理变化，高血压病则表现为痰湿中阻、阳气虚衰等证。

体质是指人群中的个体在其生长发育过程中，形成的代谢功能与结构上的特殊性，这种特殊性往往决定对某种致病因素的易感性及产生病变类型的倾向性，高血压病的发病也与体质类型密切相关。人的体质有阴阳偏盛偏衰之别，一般来说身体偏胖者多为阳虚多湿多痰之体，身体偏瘦者多为阴虚阳热之体。阴虚阳热偏盛之人，以肝肾阴虚为多见，由于肝肾阴虚，阴虚则阳亢，阳热上扰头目，则出现头晕头痛、面红目赤等症状，发为高血压病。阳虚多湿多痰之人，机体阳气亏虚，脏腑功能减退，脾胃运化功能低下或失调，痰湿较盛，痰浊易于上蒙清窍而发高血压病，出现头部昏蒙、头晕头沉等症状。

2. 情绪因素

《素问·阴阳应象大论》中说："人有五脏化五气，以生喜怒悲忧恐。"长期持久的情志刺激，可使人体气机紊乱，脏腑阴阳失衡，气血失调，导致高血压病。《素问·阴阳应象大论》中说："怒伤肝、喜伤心、思伤脾、忧伤肺、恐伤肾。"情志刺激对高血压的发病来说，以肝、心、脾功能失调最为多见。如思虑过度劳伤心脾，导致心脾两虚，出现头晕头悸、失眠纳呆等神志异常和脾失健运的症状；恼怒伤肝，肝失疏泄，血随气逆，上扰清窍，而引起头晕头痛，甚则出现中风；肝郁日久化火，肝火夹瘀、夹风上扰头目，则可有头晕头痛、面红目赤、心烦耳鸣等，这些均可引发高血压病。百病皆在生于气，在情志失调中，又以"怒则气上"最为常见，过度的恼怒使肝气上逆，而致血压急剧升高，这种状况在高血压病患者中较为多见。

现代实验和临床研究也证实了不良情绪可引起大脑皮质及下丘脑兴奋，促使去甲肾上腺素、肾上腺素及儿茶酚胺分泌增加以致全身小动脉出现收缩，心跳加快，血压升高，久而久之，血压居高不下，而形成高血压病。不难看出，情志失调导致高血压病，在这一点中西医认识是一致的。

3. 饮食因素

饥饱失常，最易损伤脾胃，而致百病丛生。饮食不足，过于饥饿，气血生化之源缺乏，久之则气虚血少，清窍失养，而出现眩晕头痛；饮食偏嗜，过食肥甘厚味，过饱则食物摄入过量，超过脾胃的消化、吸收和运化能力，脾失健运，聚湿生痰，痰浊内蕴，郁而化热，上扰清窍，也可出现头晕头痛。过度饮酒，痰热上扰，嗜食咸味，过量食盐，可使肾阴亏虚，肝阳上亢，常可出现血压升高。正如《临证指南医案·中风》中云："风木过动，中土受戕，不能御其所胜……饮食变痰……或风阳上僭，痰火阻窍，神识不清。"《丹溪心法·中风》中也说："湿土生痰，痰生热，热生风也。"

4. 劳逸过度

劳逸过度包括过度劳累和过度安逸两个方面。劳累过度，即长时期的过度用力，形神失养，易伤脾气，聚湿生痰，上蒙清窍；思虑过度，劳伤心脾，阴血暗耗，或纵欲伤精，阴精损伤，均可导致肝肾阴虚，肝阳上亢。以上因素长时间作用于机体，久之可使积损日渐加深，终致血压升高。

《素问·宣明五气论》中说："久卧伤气，久坐伤肉"。过分安逸，易使人体气血运动不畅，脾胃功能减弱，久之痰瘀湿浊内生，郁而化热，痰热上扰，亦可引起血压升高。

血压是现代医学的病名，由于历史条件的客观限制，古时候没有"血压"的概念，因而中医古籍中找不到"高血压"这个病名。但温习一下中医的文献，就发现历代中医学典籍对高血压的临床症状、症候表现、病因病机、病程演变规律，以及辨治方法等，均有相当详细的记载和论述。

根据高血压病的临床症状、病程演变特点、转归及并发症等，结合近年来中医学术界对本病的研究和临床辨证施治实践，目前中医学术界普遍认为，高血压应属于中医学"眩晕""头痛""厥证""肝阳""肝风"等范畴，并与"心悸""中风""水肿"等病（证）有一定的内在联系。

实际上，现代医学对"血压"的发现和有关研究，也不过是近100多年的事情，而中医药早在数千年以前就已形成其独特而完整的理论体系，注重从宏观的、整体的角度来认识和研究人体生理功能、病理变化，进而认识疾病及其防治规律。大量实践已证明，运用中医中药的手段和方法治疗高血压及其他心脑血管疾病，是非常有效的，在某些方面还具有相对的优势。

病机

从中医学的角度分析，高血压病的病理机制主要是由于肝、肾、心、脾的功能失调，引起体内阴阳、气血失衡，此为其病理基础，其中以肝、肾二脏阴阳失调尤为多见。本病的症情较为复杂，既有脏腑虚损、正气不足等"虚证"的表现，又有肝阳、肝风、痰浊、痰火、血瘀等"实证"的表现，所以本病主要属于"本虚标实"的病证。

1. 阴阳失衡

中医学理论认为，人体的"阴"和"阳"是相互消长、相互制约、对立统一的关系，它们之间需要保持动态平衡，才能维持人体正常的生命活动。如果阴（代表精血等物质）不足了，就会导致阳（代表脏腑功能）偏盛，会出现"阴虚阳亢"的病理变化，产生一些疾病。

人体阴阳的失衡，主要表现为阴阳的偏盛和偏衰。从阴阳偏盛来说，主要是"阳盛则热，阴盛则寒"；从阴阳偏衰来看，则是"阳虚则寒""阴虚则热"。

高血压的基本病理变化在于：肝、肾的"阴"偏虚，阴虚则阳亢，阳亢则火升，故表现为肝阴不足而肝阳上亢的征象为主，如眩晕、头痛、心烦、手足心发热、失眠、口干口苦、颜面潮红、舌红、苔薄、脉弦细等。如果阳亢至极，则会化火，动摇生风，甚或发为中风。如阴气再继续亏虚，无以滋养阳气，则日久阳气亦虚。这就叫"阴损及阳"。在临床中，高血压病的晚期往往会出现阴阳两虚的证型，就是这种病理变化的结果。

2. 升降失常

中医学认为，人体的气机有 4 种基本运动形式，称为"升、降、出、入"。

自下而上为"升"，从上到下为"降"，自里而外为"出"，由表及内为"入"，以此概括人体的所有生命活动。

就高血压病的病机来说，当然也有气机升降失常的机制参与，其表现为肝气上逆，以及由此而导致的肝阳上亢、肝火上炎、肝风内动等病理表现。

肝气本来是主"升发"和"疏泄"，何以肝气上升反称为"逆"呢？中医学认为凡事凡物不可太过，"过犹不及""物极必反"。肝气不升而郁结，会导致气机不畅；但肝气升发太过，也不是好事。例如，肝主怒，偶尔发怒，有助于发泄郁气，调畅气血，于健康不无好处；然而如果长此以往，天天如斯，则会使肝气升发太过，上逆清窍，从而发为眩晕之证。

3. 气血失调

气血失调的病理机制主要是相对"气"和"血"来说的。气和血是人体生命活动的源泉，在生理上既是脏腑功能活动的物质基础，又是脏腑功能活动的产物。血的流通循环，要依靠气的推动和统摄；气的健旺，有赖于血的濡养。

如果气血失调，就会影响到气和血正常功能的发挥，进而影响到相应的脏腑功能。

高血压病在这方面的主要病理机制有气滞血瘀。本病多由情志不遂，导致肝气不舒，郁结在里，气滞日久，则无以推动血液周行于全身，遂发为头痛，面暗无华，肢体麻木，舌紫暗或有瘀斑，脉弦等症状。

4. 痰湿阻脉

"痰"之为病，非常广泛，它不仅指排出体外的有形之痰，而且还泛指表现为"痰"的特异症状。"湿"在此处指"内生之湿"而非外邪"六淫"的湿邪，"内湿"既是一种病理产物，又是致病的因素。内湿由脾不健运而生，故脾虚则湿聚，湿聚则生痰，阻于脉络，则发为形体肥胖、胸闷心痛、眩晕、肢麻等症。古人言"无痰不作眩"，说明对高血压所致眩晕的病机已有精确的认识。

5. 脏腑虚损

首先需要说明的是，中医学所谓的"五脏"（肝、心、脾、肺、肾）和"六腑"（胆、小肠、胃、大肠、膀胱、三焦）的概念，不同于现代人体解剖学意义上的"脏器"。

如前所述，中医的"心"实际上包括了现代医学的心脏、大脑、神经系统等功能，它实际上涵盖了一个巨大的脏腑功能系统。中医学理论把人体所有脏腑、器官、组织，按其形态、经络联系、功能属性等的不同，归纳为5个大的功能系统，分别以心、肝、脾、肺、肾五脏作为各系统的代表或象征。五脏系统构成了中医"脏腑学说"的基础框架，而脏腑学说又构成了整个中医学理论体系的核心部分，这是中医学理论最独特、最精彩的地方，需要正确地加以理解。这里只谈高血压病的病理过程中，脏腑功能失调或虚损情况。

肝

肝在本病的病理变化中占有"主角"地位。《黄帝内经》曰："诸风掉眩，皆属于肝。"因为肝主疏泄气机，贮藏血液，主藏魂。古人把肝的这些特征形象地比作"木"，木性喜条达，恶抑郁，若肝气郁结过久，便可动风（肝风），也可化火（肝阳上亢），就像树木易摇易燃。因此，那些眩晕、耳鸣、震颤、麻木、头摇、手抖、舌强语謇等症，在中医学看来，多归于肝的病变。

肾

肾在高血压病的病理过程中也起着重要的作用。中医脏腑相关学说认为，肾、肝二脏的关系密切，肾为"水脏"，肝为"木脏"，肝有赖于肾脏之阴精的濡养，就像树木需有雨露（水分）的滋润涵养。肾阴不足时，肝阴亦随之亏虚；肝肾阴虚，不能敛阳，就会使肝阳偏亢，而出现头痛、眩晕等症，中医学把这种病理变化形象地比为"水不涵木"。

肾主藏精，是"先天"之本，分为肾阴和肾阳，肾阴就是阴精，五脏六腑之阴精皆藏于肾；肾阳就是"命门之火"，是身体生命活动的动力源泉。肾之阴阳是相互依存、互为根本、相互平衡的，由此维持人的正常生命功能。肾之真阴亏损的结果，首先影响到肝阴，导致肝阳上亢；后者又反过来损耗真阴。如此反复，久而久之，阴损及阳致命门火衰。

因此，高血压病晚期往往发展成为阴阳两虚之证，表现为精神呆钝、腰膝酸软、行动滞缓、动辄气急、夜尿频多、形冷怯寒等症。

心

心主神明，又主血脉，是五脏六腑之主宰，故被喻为"君主之官"。《灵枢经》说："心者，五脏六腑之大主，精神之所舍也。"神明，精神的含义，包括精神状态、意识、思维活动等。

心在这方面的功能发生障碍时，就会出现失眠、多梦、健忘（记忆力减退）等症状，心的活动关系着五脏六腑，其中与肾的关系尤为密切。心为"火脏"，肾为"水脏"，心之与肾，犹如火之与水。心火下通于肾脏而温煦之，肾水上交于心脏而滋润之，中医把这种理想的生理状态称为心肾相交或水火既济。如果两者之间失去平衡，肾阴亏虚，阴血不能滋养心脏，则心火上炎，就会出现心悸、失眠、心烦、多梦等症；肾阴不足，又可出现腰膝酸软、男子遗精、女子梦交或月经不调等心肾不交症状。

在高血压病中后期，由于肝肾阴虚，心血不足，除了出现心悸、少寐等症状外，因阴损及阳，还可见胸闷、心痛、气短乏力、脉结代等心阳不振的症状。

高血压病的中医辨证论治

辨证论治是中医认识疾病和治疗疾病的基本原则，是中医学对疾病的一种特殊的研究和处理方法，又称辨证施治，包括辨证和论治两个过程。辨证即是认证识证的过程。证是对机体在疾病发展过程中某一阶段病理反应的概括，包括病变的部位、原因、性质及邪正关系，反映这一阶段病理变化的本质。因而，证比症状能更全面、更深刻、更正确地揭示疾病的本质。所谓辨证，就是根据四诊所收集的资料，通过分析、综合，辨清疾病的病因、性质、部位，以及邪正之间的关系，概括、判断为某种性质的证。

论治又称施治，是根据辨证的结果，确定相应的治疗方法。辨证和论治是诊治疾病过程中相互联系不可分离的两部分。辨证是决定治疗的前提和依据，论治是治疗的手段和方法。通过论治的效果可以检验辨证的正确与否。辨证论治是认识疾病和解决疾病的过程，是理论与实践相结合的体现，是理法方药在临床上的具体运用，是指导中医临床工作的基本原则。

中医临床认识和治疗疾病，既辨病又辨证，但主要不是着眼于"病"的异同，而是将重点放在"证"的区别上，通过辨证而进一步认识疾病。例如，感冒是一种疾病，临床可见恶寒、发热、头身疼痛等症状，但由于引发疾病的原因和机体反应性有所不同，又表现为风寒感冒、风热感冒、暑湿感冒等不同的证型。只有辨清了感冒属于何种证型，才能正确选择不同的治疗原则，分别采用辛温解表、辛凉解表或清暑祛湿解表等治疗方法给予适当的治疗。辨证与那种对于头痛给予止痛药、对于发热给予退热药、仅针对某一症状采取具体对策的对症治疗完全不同，也不同于用同样的方药治疗所有患同一疾病患者的单纯辨病治疗。

中医学认为，同一疾病在不同的发展阶段，可以出现不同的证型，而不同的疾病在其发展过程中又可能出现同样的证型。因此在治疗疾病时就可以分别采取"同病异治"或"异病同治"的原则。"同病异治"即对同一疾病不同阶段出现的不同证型，采用不同的治法。中医将高血压病分为5型进行论治。

肝阳上亢型高血压

按照临床表现进行的高血压中医分型中，肝阳上亢型最常见。证候表现为头晕头涨，耳鸣如潮，面红目赤，心烦易怒，睡眠不安，口苦胁痛，便秘溲黄，舌红苔黄，脉弦数有力。

临床特征：发生多见于中青年高血压早期；体力劳动者多见；血压水平

多在Ⅰ、Ⅱ期；神经内分泌兴奋：血液肾素、血管紧张素水平高，心率快，脑血流速度快；无或轻微的微循环障碍和心、脑等靶器官损害；女性性激素水平低下。

阴虚阳亢型高血压

高血压中期，往往由于肝阳亢进日久，下汲肾阴，而致阴虚阳亢之候。头晕头痛，往往是一种空痛的感觉，还可有耳鸣，健忘，五心烦热，心悸失眠，咽干舌燥，双目干涩，面颊潮红，五心烦热，小便少黄，大便干结。舌苔薄白，舌质红，脉搏沉细弦。

临床特征：高血压Ⅱ期，伴靶器官损害。神经内分泌由亢进恢复正常：血液肾素、血管紧张素水平正常。脑血流速度减慢，微循环和心功能中度障碍和心功能障碍。脑卒中、糖尿病和慢性肾炎患者的高血压多属此型。此型高血压男性患者，性激素水平低下最为明显。

肝肾阴虚型高血压

高血压病中期以后，往往由于肝阳亢进日久，下汲肾阴，而致阴虚阳亢，出现肝肾阴虚之候。除头晕耳鸣、脑中空痛外常表现为心悸失眠、烦热善怒、腰酸乏力等。

临床特征：高血压病处于Ⅱ、Ⅲ期。合并糖尿病和脑出血较多。伴有神经衰弱者多见此型。此高血压较其他几型难愈。

阴阳两虚型高血压

高血压晚期，往往由于阴损及阳，肾精亏损，而致阴阳两虚，头昏眼花，头重脚轻，步态不稳，行走如坐舟船、心慌气短，腰膝酸软，面色苍白，神疲乏力，五心烦热，口燥咽干，畏寒肢冷，或夜尿增多，阳痿滑精等，大便溏薄，舌质淡、脉沉细无力。

临床特征：老年或绝经期妇女常见。长期饮酒吸烟多盐者易患此病。高血压病处于 Ⅱ、Ⅲ 期。神经内分泌的兴奋性明显下降。肾素、血管紧张素及性激素低下。脑血流慢，中重度微循环障碍。心、脑、肾等靶器官损害较重。

痰湿壅滞型高血压

工作压力大及不良的生活方式如吸烟、饮酒、嗜食肥甘、缺少运动等，都可能引起中医的痰湿。如平素嗜食肥甘，伤及脾胃，化湿生痰；或肝气犯脾，脾虚不运，生痰助湿；或气郁化火，炼津成痰。证见头晕头痛、头重如裹、昏昏欲睡、胸膈满闷、胸闷腹胀、身重困倦、口黏或甜、食少纳呆、肢体麻木、身重倦怠、呕吐痰涎、舌苔白腻、脉搏弦滑。痰湿壅盛，阻遏气血运行，瘀血内阻作为本病的夹杂证存在。

临床特征：此型高血压多有家族史。吸烟、过量饮酒、食盐过多、肥胖及不爱运动者易患。大多数患者伴有高脂血症。

高血压病的中药治疗

实证

肝阳上亢型

【症状】血压升高，眩晕头痛，失眠多梦，面红目赤，急躁易怒，头涨鸣，口苦，舌质红舌苔黄，脉弦。

【治法】平肝潜阳，清肝泻火。

【方药】龙胆泻肝汤：龙胆草 10 g，山栀子、黄芩各 9 g，生地黄 20 g，泽泻 10 g，柴胡 12 g，夏枯草 15 g，当归 10 g，甘草 6 g，生石决明 30 g，野菊花 10 g，钩藤 30 g 等。

【加减】大便秘结者，加生大黄（一般 3 ~ 6 g，后下）。肋胁胀痛明显者，加郁金 10 g，白芍 30 g。口苦、口干明显者，加天花粉 15 g，牡丹皮 12 g。眩晕较甚，并有肢体一过性发麻、震颤，可改用天麻钩藤饮。据研究，本方有明显的降压作用，尤以杜仲、钩藤、桑寄生的降压作用最为明显，且能改善高血压病患者的高级神经活动障碍。如见中风先兆，头痛如劈，眩晕，手指震颤，舌謇肢麻，视物模糊者，可用羚羊角汤，酌加代赭石、生牡蛎，可防止中风的发生。药后诸症减轻，可改用杞菊地黄丸长期服用。

痰浊阻脉型

【症状】血压升高，眩晕头痛，头涨如蒙，胸脘胀闷，身重体倦，形体多肥胖，舌质淡，可有齿印，舌苔白腻，脉弦滑。

【治法】健脾化湿，化痰降逆。

【方药】半夏白术天麻汤：半夏、茯苓、白术各 15 g，陈皮 10 g，天麻 18 g，甘草 6 g。酌加黄芩 15 g，枳实 10 g。

【加减】脘闷不舒，腹胀欲呕者，加白豆蔻 12 g，砂仁 10 g。眩晕较甚，伴有头痛呕吐者，加代赭石 15 g，竹茹 12 g，生姜 6 片。耳鸣痰多者，加郁金 12 g，石菖蒲 10 g，葱白 10 g。心烦易惊，失眠多梦者，加黄连 8 g，莲子心 5 g，茯神 15 g，竹茹 12 g。胸闷气短，体胖面黄，头昏而重，痰多黏白，咯吐不利，或嗜卧、泛恶、舌强不和，苔白腻，脉沉滑，而热象不显者，可改用二陈汤和瓜蒌薤白半夏汤。

瘀血内停型

【症状】血压升高，头痛如刺，胸闷胸痛，面色黧黑或晦暗无华，肢体麻木或刺痛，肢端色泽紫暗。舌紫暗或有瘀点、瘀斑，舌底静脉曲张、瘀血，脉细或涩。

【治法】活血化瘀，通络止痛。

【方药】通窍活血汤：桃仁、红花、赤芍、川芎各 10 g，大枣 5 枚，黄芪、当归各 12 g，生姜 3 片。

【加减】头痛明显，加全蝎、土鳖虫各 8 g。四肢麻木者，加鸡血藤 20 g，独活 10 g，稀莶草 10 g。胸胁窜痛明显，精神紧张者，加郁金、延胡索各 10 g，或服丹栀逍遥丸。

虚证

肝肾阴虚型

【症状】血压升高，头晕目眩，耳鸣健忘，腰膝酸软，咽干口燥，五心烦热，口渴少津，视物昏花，舌质干红，舌苔少或无苔，脉弦细。

【治法】滋养肝肾，滋阴明目。

【方药】六味地黄丸：熟地黄 30 g，山药 18 g，山茱萸 12 g，茯苓 18 g，牡丹皮 12 g，泽泻 10 g。

【加减】视物昏花、迎风流泪者，加枸杞子 18 g，女贞子 12 g，黄精 10 g。腰膝酸软，且有遗精、多梦者，加黄连 6 g，肉桂 3 g，酸枣仁 12 g。耳鸣，失眠，心悸者，加龟甲 20 g，杜仲 15 g。烦热甚者，加黄柏 10 g，知母 12 g。大便干结者，加麻子仁 12 g，柏子仁 15 g。

阴阳两虚型

【症状】血压升高，口干咽燥，五心烦热，神疲乏力，少气懒言，倦怠嗜睡，夜间多尿，阳痿早泄，舌质淡，舌苔白，脉沉弦细。

【治法】调补阴阳，滋阴养阳。

【方药】金匮肾气丸：熟地黄 18 g，山药 18 g，茯苓、山茱萸、泽泻、牡丹皮各 10 g，肉桂、制附子各 10 g。

【加减】盗汗不止者，加五味子、糯稻根各 10 g。口渴甚者，加沙参、天花粉各 15 g。耳鸣耳聋、腰膝酸痛者，加鹿角胶 15 g、杜仲 10 g。倦怠乏力，大便不实者，加党参 15 g、白术 12 g。心悸、气短较剧者，加黄芪 15 g、五味子 10 g。

气血亏虚型

【症状】头晕目眩，面色苍白，唇甲不华，心悸少寐，神疲懒言，舌质淡，脉细弱。

【治法】补养气血，健脾安神。

【方药】归脾汤：党参 15 g，黄芪、白术、龙眼肉各 12 g，茯神、酸枣仁、木香、当归、远志各 10 g，炙甘草 9 g，大枣 5 枚。

【加减】食少便溏者，则加茯苓、薏苡仁各 12 g。形寒肢冷，腹中隐痛者，加桂枝、干姜各 10 g。血虚甚者，加熟地黄 15 g，阿胶 12 g。

高血压病治疗常用中药材

中医界在对高血压病的辨证论治过程中，总结出有一定疗效的单味药，民间也有一些行之有效的单验方，加上近 40 年来的现代药理学研究，证实了某些传统中药的降压功效，并探索出其部分降压机制。本章选择其中常用的数十味中药材，以现行《中药学》教材的分类为蓝本，从性味归经、功效主治、注意事项、药理研究等几个方面，进行初步归纳与分析探讨。

菊花（解表药）

【性味归经】辛、甘、微苦，微寒。归肺、肝经。

【功　　效】疏风散热，清肝明目，清热解毒。

【主　　治】常用治高血压病之肝热上扰及阴虚阳亢证。

【用法用量】内服：煎汤，10～15 g；或入丸、散；或泡茶饮。外感风热多用黄菊花，清肝明目多用白菊花。

【注意事项】气虚胃寒、食少、泄泻者慎服。

【药理研究】方家选等通过实验研究表明，菊花浸膏高剂量组能降低自发性高血压大鼠血压水平。高血压对照组的心、脑、肾组织血清丙二醇（MDA）含量，较同龄正常对照组大鼠显著升高，超氧化物歧化酶（SOD）活力明显降低（$P<0.01$），提示在高血压大鼠血压升高的同时，靶器官存在脂质过氧化损伤。本研究提示：菊花浸膏高剂量组在降低高血压大鼠血压的同时，也使靶器官心、脑、肾组织 MDA 含量显著降低、SOD 活力增高，表明其对靶器官脂质过氧化损伤有明显的抑制作用，也可能是抑制了自由基引起血压升高的病理过程。

蔓荆子（解表药）

【性味归经】辛、苦，微寒。归肺、肝、膀胱经。

【功　　效】疏散风热，清利头目，祛风止痛。

【主　　治】高血压病症，见头巅顶痛甚，眩晕目暗，赤眼多泪，目睛内痛，牙龈肿痛者。

【用法用量】内服：煎汤，6～9 g；或浸酒，或入丸、散。

【注意事项】胃虚体衰者慎服。

【药理研究】英国学者 Okuyama 于室温下用甲醇提取的蔓荆子粉，以对去甲肾上腺素诱导的大鼠主动脉收缩有舒张作用为活性指标，进行甲醇提取物分离，显示蔓荆子提取物有血管舒张及镇痛作用。

葛根（解表药）

【性味归经】甘、辛，凉。归脾、胃经。

【功　　效】解肌退热，生津透疹，升阳止泻。

【主　　治】高血压病见颈项强痛、肢体麻木、耳鸣眩晕者尤宜。

【用法用量】内服：煎汤 10～15 g；或捣汁。

【药理研究】葛根中葛根素、大豆苷元和大豆苷等异黄酮类化合物为其有效成分，葛根中提取的黄酮类化合物葛根总黄酮，是近年研制成功的治疗心脑血管病的有效药物，其中主要有效成分是葛根素及其苷元。动物实验证实，葛根对正常和高血压的动物均有一定的降压作用，葛根浸膏能对抗异丙肾上腺素引起的血压升高，葛根素是 β 受体阻滞药，能抑制肾上腺素对腺苷酸环化酶的激活作用，从而起到降压作用。葛根水煎剂、葛根总黄酮口服或葛根素静脉注射，均可使高血压病患者血压下降。

夏枯草（清热药）

【性味归经】苦、辛，寒。归肝、胆经。

【功　　效】清火明目，解郁散结。

【主　　治】主要用于高血压病之偏于阳亢有热者，一般可见头痛眩晕、目赤面热等症状。

【用法用量】内服：煎汤，6 ~ 15 g，大剂量可用至 30 g；熬膏或入丸、散捣汁。

【注意事项】脾胃虚弱者慎服。

【药理研究】现代药理研究表明，夏枯草全草含三萜皂苷及咖啡酸、生物碱和水溶性盐类。夏枯草的茎叶、花穗及全草均有降压作用，夏枯草提取物的结晶 A（齐墩果酸与熊果酸混合物）及以结晶 A 为主要苷元的总皂苷，均具有降压活性及抗心律失常作用。

牡丹皮（清热药）

【性味归经】苦、辛，微寒。归心、肝、肾经。

【功　　效】清热凉血，活血化瘀。

【主　　治】用于高血压病之阳亢有热者，一般多见头涨、面热等症状。

【用法用量】内服：煎汤，6 ~ 9 g；或入丸、散。

【注意事项】血虚、虚寒诸证，以及孕妇、月经过多者禁服。

【药理研究】现代医学研究证实，牡丹皮中含有牡丹皮原苷（分解后生成牡丹皮酚和牡丹皮酚苷）、芍药苷、芍药酚、挥发植物油、固醇生物碱及植物固醇等多种化学物质，具有抗氧化、降血压、降血脂、降血糖、改善血流动力学指标和抗动脉粥样硬化的作用。

龙胆草（清热药）

【性味归经】苦，寒。归肝、胆、胃经。

【功　　效】清肝泻火定惊，清热湿杀虫。

【主　　治】常用于高血压病之肝胆实火所致诸症。

【用法用量】内服：煎汤，6 ~ 9 g；或入丸、散。

【注意事项】脾胃虚弱及阳虚无火者禁服。

【药理研究】龙胆草提取物含有丰富的黄酮类化合物，可分得 7 个黄酮类化合物，根据其理化性质和光谱数据，分别鉴定为芦丁（I）、槲皮素等，其中芦丁可扩张血管，可能是其降压的主要机制。

黄连（清热药）

【性味归经】苦，寒。归心、肝、胃、大肠经。

【功　　效】清热燥湿，泻火解毒。

【主　　治】用于高血压病之阳亢有热者，一般多见头痛头涨、面热口干等症状。

【用法用量】内服：煎汤，2 ~ 10 g；煎服或入丸、散。

【注意事项】过量或久服者易伤胃，故胃寒呕吐、脾虚便溏者忌服。

【药理研究】药理学研究表明，黄连中的小檗碱成分对多种动物显示降压作用，重复治疗无快速耐受性，且降舒张压较收缩压大。小檗碱的降压机制可能是多方面的，与直接扩张血管、抗胆碱酯、抗肾上腺素，以及抑制升压反射和抑制血管运动中枢等因素有关。

防己（祛风湿药）

【性味归经】苦，寒。归膀胱、肺经。

【功　　效】利水消肿，祛风止痛。

【主　　治】用于高血压病之痰湿偏盛者，症见眩晕、恶心、头目昏重、肢体浮肿等。对于高血压合并高脂血症或心功能不全者尤为适宜。

【用法用量】内服：煎汤，6 ~ 10 g；或入丸、散。

【注意事项】食欲不振或阴虚无湿热者禁服。

【药理研究】防己有效成分为粉防己碱和异汉防己甲素，早在 1931 年就已发现其主要降压成分即粉己碱，它是一种双节基异喹啉类生物碱。近年的研究结果证明了粉防己碱具有钙拮抗作用，是一种钙通道拮抗药。

桑寄生（祛风湿药）

【**性味归经**】苦、甘，平。归肝、肾经。

【**功　　效**】补肝肾，强筋骨，祛风湿，安胎。

【**主　　治**】用于高血压病之偏于肝肾亏虚者，一般多见头晕、腰酸、夜尿多等症状。

【**用法用量**】内服：煎汤，10～15ｇ；或入丸、散，浸酒或捣汁服。

【**药理研究**】研究表明，桑寄生含广寄生苷即蒿蓄苷，并含槲皮素等。对高血压所致的心、脑、肾病变，有积极的治疗和预防作用。

豨莶草（祛风湿药）

【**性味归经**】辛、苦，寒，有小毒。归肝、肾经。

【**功　　效**】祛风湿，利关节，解毒。

【**主　　治**】用于各类型的高血压病，一般多见头晕、麻木等症状。对高血压病之有脑血管并发症者，尤其适宜。

【**用法用量**】内服；煎汤，9～12ｇ；捣汁或入丸、散。清热解毒宜生用，祛风湿、通经络宜制用。

【**注意事项**】生用或大剂量用者，可致呕吐。

【**药理研究**】张喜云等报道，以豨莶草的水浸液、乙醇 - 水浸液和30%乙醇浸出液，有降低麻醉动物血压的作用。

泽泻（利水渗湿药）

【**性味归经**】甘、寒。归肾、膀胱经。

【**功　　效**】利小便，清湿热。

【主　　治】用于高血压病之偏于痰湿者，一般可见眩晕、恶心、体胖等症状。对高血压病合并高脂血症者尤宜。

【用法用量】内服：煎汤，6～12g；或入丸、散。

【注意事项】肾虚精滑、无湿热者禁服。

【药理研究】泽泻醇提物的水溶性部分，能显著增加冠状动脉血流量，对心率无明显影响，对心肌收缩力呈轻度抑制作用。

莱菔子（消食药）

【性味归经】辛、甘，平。归肺、脾、胃经。

【功　　效】消食除胀，降气化痰。

【主　　治】用于高血压病之气滞痰阻者，一般症见头涨腹胀、眩晕纳呆等症状。

【用法用量】内服：煎汤，4.5～9g；或入丸、散，宜炒用。

【注意事项】无食积痰滞及中气虚弱者慎服。

【药理研究】朴忠云等通过观察莱菔子有效成分水溶性生物碱，对自发性高血压大鼠的降压作用，发现莱菔子水溶性生物碱高、中、低各剂量组，均能明显降低该类大鼠的血压。

山楂（消食药）

【性味归经】酸、甘、微温。归脾、胃、肝经。

【功　　效】消食健胃，行气散瘀。

【主　　治】高血压病属痰瘀阻络者，症见眩晕、胃脘胀痛、心腹刺痛及高脂血症者尤宜。

【用法用量】内服：煎汤，3～10g；或入丸、散。

【注意事项】食欲不振或阴虚无湿热者禁服。

【**药理研究**】近代药理研究发现，山楂提取物中含有苷类、有机酸类、黄酮类多种维生素，其单药及复方制剂均能降低血清胆固醇、三酰甘油、β脂蛋白的含量，能促进奥古蛋白活性，对抗氧自由基的损害，还能促进心肌收缩、改善冠状动脉血流量及抗心律失常。黄酮是一大类植化成分，一般具有较强的抗氧化活性，也可降低血压。一些小规模临床试验显示：山楂提取物制剂治疗轻度高血压有效。

三七（止血药）

【**性味归经**】甘、微苦，温。归肝、胃经。

【**功　　效**】散瘀止血，消肿止痛。

【**主　　治**】用于高血压病有瘀血阻滞者，症见肢体麻木、胸腹刺痛、舌质紫暗有瘀斑者尤宜。

【**用法用量**】内服：煎汤，3～9ɡ；研粉吞服，每次1～3ɡ；或入丸、散。

【**注意事项**】阴虚内热者慎用，孕妇慎用。

【**药理研究**】聂大年等观察三七有效单体成分人参皂苷-2A对30例高血压病患者血小板功能的影响，结果它对二磷腺苷诱导的正常人和高血压病患者血小板的聚集反应都有明显的抑制作用，推测其有直接抗血小板作用。

延胡索（活血祛瘀药）

【**性味归经**】辛、苦，温。归肝、脾经。

【**功　　效**】活血，利气，止痛。

【**主　　治**】用于高血压病之偏于瘀血阻滞者，一般可见头痛麻木、胸痛胸闷等症状。

【**用法用量**】内服：煎汤，3～10ɡ；研末服，1.5～3ɡ；或入丸、散。

【注意事项】孕妇禁服，体虚者慎服。

【药理研究】延胡索具有增加犬冠状动脉血流量，降低麻醉犬外周血管阻力的作用，并发现其对外周血管有扩张作用。

益母草（活血祛瘀药）

【性味归经】辛、苦、微寒。归心、肝、膀胱经。

【功　　效】活血祛瘀，利尿消肿。

【主　　治】用于原发性高血压病属瘀血内阻，并伴有小便不利或水肿症状者。

【用法用量】内服：煎汤，10～15 g，大剂量可用至 30 g；或浸酒；或入丸、散。

【药理研究】药理研究证明，益母草的水浸剂、种子水浸出液、乙醇浸液、益母草总碱、花的煎剂，对麻醉动物静脉注射均有降低血压的作用。

丹参（活血祛瘀药）

【性味归经】苦，微寒。归心、肝经。

【功　　效】祛瘀止痛，活血通经，清心除烦。

【主　　治】用于高血压病之偏于瘀血阻滞者，一般可见头痛眩晕、胸闷麻木等症状。对高血压病之有心、脑及其他血管并发症者，尤为适宜。

【用法用量】内服：煎汤，5～15 g，大剂量可用至 30 g。

【注意事项】妇女月经过多及无瘀血者禁服，孕妇慎服。反藜芦。

【药理研究】郑智等用自发性高血压大鼠为心肌肥厚模型，经腹腔注射丹参液 10 周，结果发现可增强心肌组织奥古蛋白（即超氧化物歧化酶，SOD）、谷胱甘肽过氧化物酶（GSH-Px）活性，减少过氧化脂质（LPO）的生成，抑制左心室肥厚组织血管紧张素Ⅱ（Ang-Ⅱ）含量的增高。

怀牛膝（活血祛瘀药）

【性味归经】苦、酸，平。归肝、肾经。

【功　　效】活血祛瘀，补肝肾强筋骨，引血下行，利尿通淋。

【主　　治】用于高血压病之火热、上逆及阴虚阳亢证。

【用法用量】内服：煎汤，6～15 g；或浸酒；或入丸、散。补肝肾、强筋骨宜酒炒；活血通经、利尿通淋、引血百行宜生用。

【注意事项】梦遗滑精，月经过多及孕妇禁服。

【药理研究】通过血流变学和抗凝血实验，发现怀牛膝具有降低大鼠全血黏度、血细胞比容及红细胞聚集指数的作用，并能延长大鼠凝血酶原时间和血浆复钙时间。

川芎（活血祛瘀药）

【性味归经】辛，温。归肝、胆、心包经。

【功　　效】活血行气，祛风止痛。

【主　　治】高血压病属瘀血阻滞者，症见头痛肢麻、胸胁刺痛者尤宜。

【用法用量】内服：煎汤，3～10 g；研末，每次1～1.5 g；或入丸、散。

【注意事项】阴虚火旺、月经过多及出血性疾病慎服。

【药理研究】川芎有保护心脏、扩张血管等多种作用，它的降压作用主要是通过直接扩张血管和抗血小板凝集所引起的。

牡蛎（平肝息风药）

【性味归经】咸、涩，微寒。归肝、心、肾经。

【功　　效】平肝潜阳，镇惊安神，软坚散结，收敛固涩。

【主　　治】用于高血压病之肝阳上亢及肝风内动等证。

【用法用量】内服：煎汤，15～30 g，先煎；或入丸、散。

【注意事项】不宜多服久服，以免引起便秘和消化不良。

【药理研究】牡蛎每100 g含锌1280 mg，故服用牡蛎可提高身体的锌镉比例，有利于改善高血压的症状。当锌镉比例下降时，对人体无用的镉可取代锌而积聚在这些器官中，从而干扰某些需要锌的酶系统，使实验动物产生与人的高血压完全一样的症状：心脏扩大，肾血管病变，血压升高，动脉粥样硬化加重等。

罗布麻叶（平肝息风药）

【性味归经】淡、涩、微寒。归肝经。

【功　　效】平肝清热，降压，利水。

【主　　治】用于肝阳上亢或肝热型高血压病，见头痛眩晕、心悸失眠、浮肿尿少诸症。

【用法用量】内服：煎汤，6～12 g；或开水泡服代茶饮。

【注意事项】过量或长期服用，可有恶心呕吐、腹泻、胃脘不适等副作用。

【药理研究】实验证明肾型高血压犬用罗布麻煎剂灌胃后2小时，血压已明显下降并能持续3天左右，其降压机制与抑制血管运动中枢及血管扩张有关。

石决明（平肝息风药）

【性味归经】咸，寒。归肝、肾经。

【功　　效】平肝潜阳，清肝明目，利尿通淋。

【主　　治】用于高血压病之肝阳上亢所致头痛、眩晕等症。

【用法用量】内服：煎汤，15～30 g，打碎先煎；或入丸、散。

【注意事项】脾胃虚寒者慎服，消化不良、胃酸缺乏者禁服。

【药理研究】石决明中含碳酸钙 90% 以上，此外尚有少量铁、锰、锌和硒等。研究表明，石决明的药用活性成分主要是锰和硒等元素，同时钙亦为石决明中的主要成分。

钩藤（平肝息风药）

【性味归经】味甘、微苦，微寒。归肝、心包经。

【功　　效】清热平肝，息风定惊。

【主　　治】用于高血压病属肝阳上亢者，症见头目胀痛、眩晕者尤宜。

【用法用量】内服：煎汤，6～15 g，不宜久煎（以 20 分钟为宜）；或入散剂。

【注意事项】脾胃虚寒者，慎服。

【药理研究】钩藤总碱是从钩藤中提出的生物碱，主要是钩藤碱，无论钩藤煎剂、钩藤碱或钩藤总碱，对麻醉动物都有降压作用。其降压机制被认为是由于直接或间接抑制血管运动中枢及其对交感神经或神经节的阻断作用。

羚羊角（平肝息风药）

【性味归经】咸，寒。归肝、心经。

【功　　效】清热镇惊，平肝息风，明目退翳，凉血解毒。

【主　　治】用于高血压病之热闭神昏及肝风内动之证。

【用法用量】内服：煎汤，1.5～3 g，宜先煎 2 小时以上；研末，每次

0.3 ～ 0.6 g；或磨汁，或入丸、散。

【注意事项】脾虚慢惊风禁服。

【药理研究】羚羊角的化学成分包括若干种无机微量元素、氨基酸、胆固醇及其酯、磷脂、脂肪酸、甘植物油脂等，有解热、镇静、镇痛作用。

珍珠母（平肝息风药）

【性味归经】甘、咸，寒。归肝、心经。

【功　　效】镇心安神，平肝潜阳，清肝明目。

【主　　治】用于高血压病之眩晕、头痛等症。

【用法用量】内服：煎汤，15 ～ 30 g，打碎先煎；或入丸、散。

【注意事项】脾胃虚寒者慎服。

【药理研究】珍珠母注射液及提取物牛磺酸，可明显缩短小鼠出血时间；增强大鼠离体子宫、兔离体和在体子宫的收缩力；另有镇静作用。

天麻（平肝息风药）

【性味归经】甘、辛，平。归肝经。

【功　　效】平肝潜阳，息风止痉。

【主　　治】用于高血压病之偏于肝风内动者，一般可见头痛眩晕、肢体麻木、偏瘫等症状。

【用法用量】内服：煎汤，3 ～ 10 g；或入丸、散研末吞服，每次1～ 1.5 g。

【药理研究】冼慧等通过观察天麻素注射液对高血压病患者的治疗作用，结果显示不仅能使患者的血压下降，且患者的血流变学指标、内皮素和血管紧张素Ⅱ也有不同程度的改善，且与微循环灌注不足有关的头晕、乏力、健忘等症状也有明显改善。

地龙（平肝息风药）

【性味归经】咸，寒。归肝、脾、膀胱经。

【功　　效】清热，定惊，通络，平喘，利尿。

【主　　治】用于高血压病之偏于阳亢有热者，一般可见头痛烦躁、口苦口干、面红目赤等症状。对高血压病脑部并发症的预防与治疗，亦有明显效果。

【用法用量】内服：煎汤，5～10 g，研末入丸、散，每次1～2 g；鲜品拌糖或盐水服。

【注意事项】胃虚寒者不宜服，孕妇禁服。

【药理研究】现代药理研究证实，地龙具有降压、抗心律失常、抗血栓形成及镇静抗惊厥作用，治疗原发性和肾性高血压疗效均确切。

僵蚕（平肝息风药）

【性味归经】辛、咸，平。归肝、肺、胃经。

【功　　效】息风止痉，散结解毒，祛风止痒。

【主　　治】用于原发性高血压，属肝阳上亢者。

【用法用量】内服：煎汤，3～10 g；研末1～3 g，或入丸、散。一般炙用，散风热宜生用。

【注意事项】心虚不宁、血虚生风者慎服。

【药理研究】僵蚕提取液体外和注射小鼠体内实验表明，乙醇提取物对凝血系统两条途径的凝血具有明显的抑制作用。

黄芪（补虚药）

【性味归经】甘，微温。归脾、肺经。

【功　　效】补气升阳，益卫固表，托毒生肌，利水消肿。

【主　　治】用于高血压病之阳气虚者，一般多见头目眩晕、自觉头重脚轻、四肢发冷、倦怠乏力等症状。

【用法用量】内服：10～15 g，补气升阳宜炙用。

【注意事项】实热证而正气不虚者忌服，气滞湿阻、阴虚阳亢者忌用。

【药理研究】黄芪对多种动物静脉注射均可使其血压下降。

人参（补虚药）

【性味归经】甘、微苦，微温。归脾、肺经。

【功　　效】大补元气，补脾益肺，生津止渴，安神增智。

【主　　治】用于高血压病之阳气虚者，一般多见头晕足冷、倦怠乏力等症状。

【用法用量】内服：5～10 g；或研末吞服，每次1～2 g，每日服2～3次；或入丸、散。

【注意事项】实热证而正气不虚者忌服，服人参时不宜喝茶或吃萝卜。

【药理研究】人参有扩张血管和降压作用。人参皂苷对血压有双向调节作用，小剂量人参可使血压升高，大剂量可使血压下降。

淫羊藿（补虚药）

【性味归经】辛、甘，温。归肝、肾经。

【功　　效】补肾阳，强筋骨，祛风湿。

【主　　治】用于高血压病之阴损及阳损者，一般多见头晕足冷、口淡等症状。

【用法用量】内服：煎汤，3～9g，大剂量可用至15g；或浸酒、熬膏；或入丸、散。

【注意事项】阴虚而相火易动者禁服。

【药理研究】淫羊藿能扩张外周血管，改善微循环，增加器官血流量。

杜仲（补虚药）

【性味归经】甘、微辛，温。归肝、肾经。

【功　　效】补肝肾，强筋骨，安胎。

【主　　治】用于高血压病之偏于肝肾亏虚者，一般多见头晕、腰酸、夜尿多等症状。

【用法用量】内服：煎汤，20～30g；或丸、散。

【注意事项】阴虚火旺者慎服。

【药理研究】经现代科学手段对活性成分进行研究，表明杜仲具有良好的降血压作用。

当归（补虚药）

【性味归经】甘、辛，温。归肝、心、脾经。

【功　　效】补血活血，调经止痛，润肠通便。

【主　　治】用于高血压病之偏于瘀血阻滞者，一般可见头痛麻木、心悸不适等症状。对高血压病之有脑及其他血管并发症者尤为适宜。

【用法用量】内服：煎汤，6～12g；或入丸、散，或浸酒、熬膏。

【注意事项】热盛出血者禁服，湿盛中满或大便溏泄者慎服。

【药理研究】当归能扩张血管、降低外周阻力、增加器官血流量、抑制

血栓素 A_2 生成、增加依前列醇、增加细胞表面电荷、降低血黏度和改善微循环。

莲子心（收涩药）

【性味归经】甘、涩、平。归心、脾、肾经。

【功　　效】补脾止泻，益肾固精，养心安神。

【主　　治】原发性高血压属心脾两虚证者。

【用法用量】内服：煎汤，6～10 g。

【注意事项】大便燥结者不宜久服。

【药理研究】莲子心碱是从莲子的胚芽中提取的生物碱，它本身的降压作用短而弱，改变成季铵盐"0- 甲基－莲心碱硫酸甲酯季铵盐"后，称甲基莲心碱，其降压作用强而持久。药理研究发现，甲基莲心碱能有效降低多种动物血压，降压效果随剂量增加而增强，作用时间延长，其降压机制主要是通过直接扩张血管平滑肌而使血压下降。

吴茱萸（温里药）

【性味归经】辛、苦、热，有小毒。归肝、脾、胃经。

【功　　效】散寒止痛，疏肝下气，燥湿。

【主　　治】原发性高血压属肝阳不足之虚寒证者。

【用法用量】内服：煎汤，1.5～5 g。

【注意事项】本品辛热燥烈，易损气动火，不宜多用久服，阴虚有热者忌服。

【药理研究】吴茱萸中含有多种生物碱、柠檬苦素、挥发植物油等。吴茱萸次碱是吴茱萸中提取的一种吲哚喹唑啉类生物碱，研究显示吴茱萸次碱有扩血管和降血压作用。

高血压病治疗常用中成药

实证

松龄血脉康胶囊

【主要成分】松针、珍珠层粉、葛根。

【功　　效】平肝潜阳，镇心安神。方中松针祛风活血、明目定眩，珍珠层粉平肝潜阳，葛根升阳解痉。三药配伍，共奏平肝潜阳、活血安神之功。

【主　　治】用于高血压病，高脂血症。症见头痛眩晕、急躁易怒、心悸失眠等属肝阳上亢证者。

【剂型规格】胶囊剂，每粒 0.5 g，每瓶 60 粒。

【用法用量】口服，每次 3 粒，每日 3 次；或根据病情及医嘱酌情增减，需长期服用。

天麻钩藤颗粒

【主要成分】天麻、钩藤、栀子、黄芩、川牛膝、杜仲、石决明、桑寄生、首乌藤，益母草、茯苓。

【功　　效】平肝息风，清热安神。方中天麻、钩藤平肝潜阳，息风止痉，共为君药。栀子清泻三焦之火，黄芩善清泻上焦少阳之火，川牛膝活血通经，石决明平肝潜阳、清肝明目，共为臣药。杜仲、桑寄生补益肝肾、强健筋骨，首乌藤调和阴阳、安神定志，益母草活血利水，茯苓利水渗湿，共为佐药。

【主　　治】用于高血压病、脑血管意外、癫痫、颈椎病、梅尼埃综合征、老年性血管性痴呆、血管神经性头痛、顽固性失眠等。症见头痛、眩晕、耳鸣、眼花、震颤、失眠等属于肝阳上亢者。

【剂型规格】颗粒剂。每袋 10 g，每盒 12 袋。

【用法用量】口服，开水冲。每次 1 袋，重症每次 2 袋，每日 3 次。

【注意事项】阴虚之动风证忌用。

复方罗布麻冲剂

【主要成分】罗布麻叶、野菊花、生山楂。

【功　　效】清热，平肝，活血。方中罗布麻清肝泄热，利水降压，为君药。野菊花清泻肝火，散风止眩，为臣药。生山楂活血化瘀，降压降脂，为佐药。

【主　　治】用于高血压、神经衰弱引起的头晕、心悸、失眠等症。

【剂型规格】颗粒剂。每袋 15 g。

【用法用量】口服，开水冲。每次 1 ~ 2 袋，每日 2 次。

【注意事项】少数患者在开始服用的第 1 周内会出现头晕，但 2 ~ 3 天后即可减轻乃至消失，个别患者可能出现嗜睡。

牛黄降压丸

【主要成分】牛黄、羚羊角、水牛角、珍珠、黄芩、决明子、郁金、黄芪、党参、白芍、川芎、薄荷、甘松、冰片。

【功　　效】清心化痰，镇静降压。方中牛黄清热解毒、豁痰开窍、息风镇惊，羚羊角清热平肝、息风止痉，共为君药。水牛角凉血解毒、安神定惊，珍珠清热泻火、明目消翳，黄芩清热泻火，决明子清肝明目，共为臣药。黄芪、党参补中益气，白芍养血敛阴、柔肝止痛，郁金行气解郁，川芎行气活血止痛，薄荷疏散风热、清利头目，甘松行气醒脾开胃，冰片通诸窍、散郁火，共为佐使药。诸药合用，共奏奇功。

【主　　治】用于高血压病。症见头晕目眩、烦躁不安等属肝火旺盛证者。

【剂型规格】小蜜丸，每 20 丸重 1.3 g。大蜜丸，每丸重 1.6 g。

【用法用量】口服。小蜜丸，每次 20 ~ 40 丸，每日 2 次。大蜜丸，每次 1 ~ 2 丸，每日 1 次。片剂，每次 1 ~ 2 片，每日 1 次。

【注意事项】①临床偶有腹泻、便溏现象。②本品清降力强，非实热证者不宜使用。③孕妇慎用。

心脉通片

【主要成分】当归、丹参、三七、葛根、槐花、夏枯草、毛冬青、钩藤、决明子、牛膝。

【功　　效】活血化瘀，通脉养心，降压降脂。方中当归活血养血止痛，丹参活血化瘀止痛，共为君药。三七活血化瘀，葛根解痉止痛，槐花凉血止血，共为臣药。夏枯草清泄肝火、息肝风、降血压，毛冬青清热解毒，钩藤平肝潜阳、息风止痉，决明子清肝泻火，共为佐药。牛膝活血祛瘀，补肝肾，引血下行，为佐使药。诸药合用，共奏活血化瘀、通脉养心、降压降脂之功。

【主　　治】用于冠心病、高血压、高血脂症。症见胸闷胀痛、心痛、头痛、眩晕、易怒等属瘀血内停证者。

【剂型规格】片剂，每片 0.3 g，每瓶 100 片。

【用法用量】口服，每次 4 片。每日 3 次。

【注意事项】孕妇及月经过多者慎用。

脑立清胶囊

【主要成分】磁石、代赭石、珍珠母、冰片、猪胆汁、清半夏、酒曲（炒）、牛膝、薄荷。

【功　　效】平肝潜阳，醒脑安神。方中磁石纳气潜阳、镇惊安神，代赭石平肝潜阳，同为君药。珍珠母平肝潜阳，猪胆汁清热解毒而泻肝胆之火，共为臣药。清半夏燥湿化痰、降逆止呕，炒酒曲调和脾胃、消食化滞，薄荷疏散风热、清利头目，冰片开窍醒神、通郁散火，牛膝补肝肾、活血通经，引血下行，也为佐使药。诸药合用，共奏平肝潜阳、化痰降逆、重镇安神之功。

【主　　治】用于高血压、脑动脉硬化、脑血管意外后遗症等。症见头晕目眩、耳鸣、口苦、心烦难寐等。

【剂型规格】胶囊剂，每粒 0.33 g。

【用法用量】口服，每次 3 粒，每日 2 次。

【注意事项】孕妇及体弱虚寒者忌服。

镇脑宁胶囊

【主要成分】川芎、藁本、白芷、细辛、猪脑粉、丹参、水牛角浓缩粉等。

【功　　效】息风通络，开窍止痛。方中川芎活血行气，善止头顶及头两侧痛，为君药。藁本散风寒湿邪而善治巅顶头痛，白芷祛风止痛而善治阳明经头痛，细辛祛风散寒、开窍止痛而善治鼻渊头痛，共为臣药。猪脑粉补骨髓、益虚劳，丹参活血化瘀、补血养心，水牛角清热凉血、解毒凉肝，同为佐药。

【主　　治】用于高血压头痛、血管神经性头痛、动脉硬化症。症见头昏头痛，伴有恶心、呕吐、视物不清、肢体麻木，耳鸣，失眠等。

【剂型规格】胶囊剂，每粒 0.3 g，每瓶 100 粒。

【用法用量】口服，每次 4 ~ 5 粒，每日 3 次。

【注意事项】有出血倾向者忌服。

愈风宁心片

【主要成分】葛根。

【功　　效】解痉止痛，增强脑及冠状动脉血流量。方中葛根舒利经脉，解肌止痛。现代药理学研究表明，葛根的主要成分大豆苷、黄豆苷元和葛根素能使脑血管扩张，有降压作用，能增强冠状动脉血流量，降低心肌耗氧量，明显提高耐缺血力，改善缺血心肌的代谢。

【主　　治】用于高血压、冠心病。症见头晕头痛，颈项疼痛，心悸心痛、突发性耳聋等。

【剂型规格】糖衣片或薄膜衣片，每片含总黄酮 60 mg。

【用法用量】口服，每次 5 片，每日 3 次。

【注意事项】治疗效果不显著时，可配合他药治疗。

速效牛黄丸

【主要成分】牛黄、冰片、水牛角（浓缩粉）、黄连、栀子、黄芩、石菖蒲、郁金、朱砂、珍珠母、雄黄。

【功　　效】清热解毒，开窍镇惊。方中牛黄清心化痰、开窍镇惊，冰片清热解毒、开窍醒神，共为君药。水牛角清心肝热、凉血安神，黄连、黄芩、栀子清泻三焦之火，共为臣药。石菖蒲开窍宁神、和胃化湿，郁金清心开郁，朱砂镇心安神、清热解毒，珍珠母平肝潜阳雄黄解毒、燥湿、祛痰，共为佐药。

【主　　治】用于高血压病。适合于痰火内盛所致的烦躁不安、神志昏迷、头晕目眩等症。

【剂型规格】蜜丸，每丸 6 g。

【用法用量】口服，每次 1 丸，每日 2 次，小儿酌减。

【注意事项】孕妇慎用。

虚证

参芍片

【主要成分】人参、白芍等。

【功　　效】益气活血，化瘀止痛。方中人参大补元气，复脉固脱，生津安神；白芍养血敛阴，柔肝止痛。诸药合用，共奏益气养阴、活血止痛之功。

【主　　治】用于防治冠心病心绞痛、高血压、高血脂。用于气虚血瘀所致胸闷、胸痛、心悸、气短等症。

【剂型规格】片剂，每片 0.3 g。

【用法用量】口服，每次 4 片，每日 2 次。

【注意事项】孕妇及妇女月经期慎用。

眩晕宁冲剂

【主要成分】女贞子、墨旱莲、陈皮、半夏（制）、茯苓、甘草、菊花、白术、泽泻、牛膝。

【功　　效】益肝补肾，健脾利湿。方中女贞子、墨旱莲滋肾益肝、清热凉血，共为君药。陈皮、半夏（制）、茯苓、甘草理气燥湿，化痰和中，共为臣药。菊花清利头目，白术补气健脾，泽泻利水渗湿，共为佐药。牛膝补肝肾、活血通经，并引血下行，甘草兼调药性，共为佐使药。诸药合用，共奏健脾利湿、补肝益肾之功。

【主　　治】用于高血压病。适用于肝肾不足、痰湿中阻所引起的眩晕。

【剂型规格】颗粒剂，每袋 8 g。

【用法用量】口服，开水冲。每次 8 g，每日 3～4 次。

【注意事项】风阳上扰、肝火上炎者不宜使用。

养血清脑颗粒

【主要成分】当归，熟地黄、白芍、鸡血藤、钩藤、珍珠母、决明子、夏枯草、细辛、延胡索、川芎。

【功　　效】养血平肝，活血通络。方中熟地黄滋阴补血，填精生髓，为君药。当归补血活血，白芍敛阴柔肝，钩藤、珍珠母清火平肝息风，共为臣药。决明子除风散热、清肝明目，夏枯草清肝火、降血压，细辛散寒止痛，延胡索活血行气止痛，鸡血藤补血活血通络，川芎活血行气、祛风止痛，共为佐药。

【主　　治】用于血管神经性头痛、偏头痛或产后血虚头痛、神经衰弱。适用于血虚肝亢所致头痛、眩晕眼花、心烦易怒、失眠多梦等。

【剂型规格】颗粒剂，每袋 4 g，每盒 10 袋。

【用法用量】口服，每次 1 袋，每日 3 次，必要时可加服 1 袋。

【注意事项】本品有轻度降压作用，低血压者慎用。孕妇忌用。偶见用药后恶心，不影响继续用药，可自行消失。

济生肾气丸

【主要成分】熟地黄、山药、山萸肉、泽泻、茯苓、牡丹皮、肉桂、附子、牛膝、车前子。

【功　　效】温补肾阳，利水消肿。

【主　　治】命门火衰之高血压。

【剂型规格】丸剂，每丸 9 g。

【用法用量】口服，每次 1 丸，每日 2 ~ 3 次。

【注意事项】非肾阳虚患者禁用。

归脾丸

【主要成分】党参、黄芪、当归、白术、酸枣仁、龙眼肉等。

【功　　效】益气养血，补益心脾。

【主　　治】心脾两虚型高血压。

【剂型规格】蜜丸，每丸 9 g。

【用法用量】口服，每次 1 ~ 2 丸，每日 2 ~ 3 次。

【注意事项】非心脾两虚患者忌用。

稳心颗粒

【主要成分】党参、黄精、三七、琥珀、甘松。

【功　　效】益气养阴，定悸复脉，活血化瘀。方中党参补中益气，为君药。黄精益气养阴，为臣药。三七化瘀活血止痛，琥珀镇惊安神、散瘀行血，甘松行气止痛、开郁醒脾，共为佐药。

【主　　治】用于高血压心脏病、冠心病、心律失常。症见心悸不宁，气短乏力，头晕心悸，胸闷胸痛等属于气阴两虚兼心脉瘀阻者。

【剂型规格】颗粒剂，每袋 9 g。

【用法用量】开水冲服，每次 1 袋，每日 3 次。4 周为 1 个疗程，或遵医嘱。

【注意事项】孕妇慎用。偶见轻度头晕、恶心，一般不影响用药。

高血压病治疗民间实用验方

实证

肝阳上亢

钩藤饮

【方　　药】钩藤（后煎）15 g，全蝎10 g，羚羊角粉（冲服）4 g，天麻10 g，甘草10 g，牛膝15 g，白芍10 g。

【用法用量】用水1500 ml，先煎天麻、全蝎等药，后入钩藤煎5～10分钟，取汁400 ml，分早、晚2次，空腹冲服羚羊角粉。每日1剂。

龙胆钩藤汤

【方　　药】龙胆草10 g，山栀子10 g，黄芩10 g，牛地10 g，菊花10 g，钩藤（后煎）15 g，白芍10 g。

【用法用量】用水1000 ml，先煎龙胆草等药，后下钩藤（钩藤煎10分钟左右即可），煎取450 ml，分早、午、晚3次，空腹服用。每日1剂。

野菊钩藤汤

【方　　药】野菊花15 g，钩藤（后煎）10 g，益母草15 g，桑枝15 g，苍耳子5 g。

【用法用量】用水800 ml，先煎野菊花等药，后煎钩藤5～10分钟，取汁300 ml，分早、晚2次，空腹服用。每日1剂。

决明海带汤

【方　　药】决明子 30 g，海带 200 g。

【用法用量】用水 400 ml，煎取 200 ml，分早、晚 2 次，空腹服用。每日 1 剂。

青木香散

【方　　药】青木香（马兜铃根）。

【用法用量】青木香研末，每次服 0.3 ~ 0.5 g，每日 3 次，饭后开水送服。连服 1 周后，逐渐增量至 0.7 ~ 0.8 g。3 个月为一疗程。

一味钩藤饮

【方　　药】钩藤 30 g。

【用法用量】用水 400 ml，煎 5 ~ 10 分钟，取汁，分早、晚 2 次，空腹服用。每日 1 剂。

夏枯草汤

【方　　药】夏枯草 10 g，决明子 10 g，苦丁茶 5 g。

【用法用量】用水 1000 ml，煎取 300 ml，分早、晚 2 次，空腹服用。每日 1 剂。

平肝降压汤

【方　　药】石决明（先煎）30 g，夏枯草 15 g，生地黄 15 g，白芍 15 g，泽泻 15 g，柴胡 10 g，生大黄 6g。

【用法用量】用水 1000 ml，先煎石决明约 10 分钟，后下夏枯草等药，煎取汁 400 ml，分早、晚 2 次，空腹服用。每日 1 剂。

桑叶菊花饮

【方　　药】桑叶 15 g，菊花 15 g。

【用法用量】用水 600 ml，煎取 300 ml，分早、晚 2 次，空腹服用。每日或隔日 1 剂。作为辅助治疗。

痰浊阻脉

半夏白术天麻汤

【方　　药】半夏 15 g，天麻 10 g，茯苓 15 g，橘红 15 g，白术 15g，甘草 12 g，生姜 3 片，大枣 4 枚。

【用法用量】用水 1000 ml，取汁 400 ml，分早、晚 2 次，空腹服用。每日 1 剂。

五虎追风汤

【方　　药】蝉蜕 15 g，胆南星 12 g，天麻 12 g，全蝎 10 g，僵蚕 15 g，朱砂 0.4 g（分装两个胶囊中）。

【用法用量】用水 800 ml，煎蝉蜕等药，取汁 300 ml，分早、晚 2 次，空腹服用，每次送服朱砂胶囊 1 粒。每日 1 剂，但不可久服。

玉真散

【方　　药】胆南星 12 g，防风 12 g，白芷 15 g，天麻 12 g，羌活 10 g，制附子 6 g。

【用法用量】用水 800 ml，煎取汁 300 ml，分早、晚 2 次，空腹服用。每日 1 剂。

黄连温胆汤

【方　　药】黄连12 g，半夏12 g，陈皮15 g，茯苓5 g，甘草10 g，竹茹12 g，枳实10 g，生姜3片。

【用法用量】用水1000 ml，煎取汁400 ml，分早、晚2次，空腹服用。每日1剂。

加味温胆汤

【方　　药】半夏10 g，陈皮12 g，灯芯6 g，茯苓12 g，甘草6 g，竹茹12 g，枳实10 g，黄连10 g。

【用法用量】用水1000 ml，煎取汁400 ml，分早、晚2次，空腹服用。每日1剂。

降压4号方

【方　　药】地龙15 g，半夏15 g，苍术12 g，佩兰（后煎）15 g，女贞子12 g，墨旱莲10 g，白芍10 g，杜仲10 g，珍珠母（先煎）30 g。

【用法用量】用水1500 ml，先煎珍珠母10分钟，再加地龙等药，最后入佩兰煎5分钟，取汁450 ml，分早、晚2次，空腹服用。每日1剂。

半夏天麻钩藤汤

【方　　药】半夏10 g，白术10 g，天麻6 g，陈皮6 g，茯苓10 g，泽泻10 g，钩藤（后煎）15 g。

【用法用量】用水1000 ml，先煎半夏等药，后下钩藤煎5～10分钟，取汁300 ml，分早、晚2次，空腹服用。每日1剂。

瘀血内停型

通窍活血

【方　　药】赤芍 12 g，川芎 10 g，桃仁 10 g，红花 10 g，葱白 2 段，生姜 3 片，麝香 0.02 g（分装两个胶囊，汤药送服）。

【用法用量】用水 800 ml，煎取汁 300 ml，分早、晚 2 次，空腹服用，每次冲服麝香胶囊 1 粒。每日 1 剂。孕妇禁服。

桃红四物汤

【方　　药】当归 12 g，川芎 12 g，白芍 12 g，地黄 15 g，桃仁 10 g，红花 10 g。

【用法用量】用水 800 ml，煎取汁 400 ml，分早、晚 2 次，空腹服用。每日 1 剂。

通幽汤

【方　　药】生地黄 12 g，熟地黄 12 g，桃仁 12 g，当归 15 g，甘草 10 g，升麻 6 g。

【用法用量】用水 800 ml，煎取汁 300 ml，分早、晚 2 次，空腹服用。每日 1 剂。

血府逐瘀汤

【方　　药】当归 10 g，生地黄 15 g，桃仁 12 g，红花 12 g，枳壳 10 g，赤芍 12 g，柴胡 10 g，甘草 10 g，桔梗 8 g，川芎 12 g，牛膝 12 g。

【用法用量】用水 1000 ml，煎取汁 400 ml，分早、晚 2 次，空腹服用。每日 1 剂。

首乌汤

【方　　药】制何首乌 12 g，菟丝子 20 g，女贞子 15 g，生磁石（先煎）25 g，桑寄生 20 g，杜仲 15 g，牛膝 15 g。

【用法用量】用水 1000 ml，先煎生磁石 10 分钟，再入余药，取汁 400 ml，分早、晚 2 次，空腹服用。每日 1 剂。

粟米须鳖甲汤

【方　　药】干粟米须 50 g，生鳖甲（先煎）30 g。

【用法用量】用水 1000 ml，先煎生鳖甲 20 分钟，再入粟米须，取汁 400 ml，分早、晚 2 次，空腹服用。每日 1 剂。

虚证

肝肾阴虚型

七子汤

【方　　药】决明子 20 g，枸杞子 12 g，菟丝子 12 g，女贞子 15 g，金樱子 9 g，沙苑子 12 g，桑葚 12 g。

【用法用量】用水 800 ml，煎取汁 300 ml，分早、晚 2 次，空腹服用。每日 1 剂。

莲葚汤加味

【方　　药】莲须 12 g，女贞子 12 g，桑葚 12 g，怀山药 15 g，钩藤 10 g，地龙 10 g，墨旱莲 10 g，龟甲 15 g，鳖甲 20 g，牛膝 15 g。

【用法用量】用水 1000 ml，先煎龟甲、鳖甲 10 分钟，再入莲须等药，最后入钩藤煎 5 ～ 10 分钟，取汁 400 ml，分早、晚 2 次，空腹服用。每日 1 剂。

阴阳两虚型

杜仲肾气汤

【方　　药】熟地黄 15 g，山萸肉 10 g，茯苓 10 g，肉桂末（冲服）2 g，熟附子（先煎）6 g，枸杞子 10 g，杜仲 10 g。

【用法用量】用水 1500 ml，先煎熟附子 30 分钟，再入熟地黄等药，取汁 400 ml，分早、晚 2 次，空腹服用。每次服用时，冲肉桂末 1g。每日 1 剂。

降压 2 号方

【方　　药】怀山药 15 g，杜仲 15 g，怀牛膝 15 g，玉竹 15 g，熟地黄 20 g，山萸肉 15 g，桑寄生 20 g，菟丝子 15 g，枸杞子 12 g，鹿角胶（烊化）15 g，巴戟天 15 g，龟甲胶（烊化）20 g，益智仁 15 g，黄芪 15 g。

【用法用量】用水 1500 ml，煎取汁 450 ml，早、晚空腹服用。每日 1 剂。

肾气丸加味

【方　　药】桂枝 12 g，制附子 6 g，熟地黄 15 g，怀山药 15 g，茯苓 15 g，牡丹皮 12 g，泽泻 12 g，山萸肉 12 g，桑螵蛸 15 g，杜仲 15 g，川牛膝 15 g。

【用法用量】用水 1800 ml，先煎附子 30 分钟，再入熟地黄等药，最后煎桂枝 5 分钟，取汁 400 ml，分早、晚 2 次服用。每日 1 剂。

地黄饮子

【方　　药】地黄 18 g，巴戟天 15 g，山萸肉 15 g，石斛 15 g，肉苁蓉 15 g，麦冬 15 g，石菖蒲 15 g，炙远志 12 g，大枣 5 枚，生姜 3 片，薄荷（后煎）10 g。

【用法用量】用水 1500 ml，先煎地黄等药，最后 5 分钟加入薄荷，取汁 450 ml，分早、晚 2 次服用。每日 1 剂。

气血亏虚型

归脾汤

【方　　药】党参 15 g，炙黄芪 15 g，白术 15 g，茯神 15 g，酸枣仁 15g，炙远志 12 g，木香 5 g，当归 12 g，甘草 10 g，龙眼肉 15g，生姜 3 片，大枣 4 枚。

【用法用量】用水 1000 ml，煎取汁 400 ml，分早、晚 2 次，空腹服用。每日 1 剂。

补血益气汤

【方　　药】党参 15 g，炙黄芪 15 g，白术 15 g，白芍 12 g，当归 15 g，川芎 12 g，陈皮 12 g，热地黄 15 g，炙甘草 10 g，大枣 12 g，麦芽 12 g。

【用法用量】用水 1000 ml，煎取汁 400 ml，分早、晚 2 次，空腹服用。每日 1 剂。

加味补血汤

【方　　药】当归 15 g，炙黄芪 30 g，酸枣仁 15 g，茯神 15 g，山药 12 g，莲子 12 g，白芍 12 g，甘草 10 g。

【用法用量】用水 1000 ml，煎取汁 400 ml，分早、晚 2 次，空腹服用。每日 1 剂。

妙香散加减

【方　　药】茯苓 15 g，茯神 12 g，党参 15 g，桔梗 10 g，甘草 10 g，山药 15 g，远志 10 g，黄芪 15 g，木香 6 g，当归 10 g，炒酸枣仁 10 g。

【用法用量】用水 800 ml，煎取汁 300 ml，分早、晚 2 次，空腹服用。每日 1 剂。

高血压病的中医外治疗法

高血压病的体针疗法

体针法是针灸疗法中最基本、最常用的方法，指用毫针直接刺激人体的一定腧穴，从而达到防治疾病的目的的方法。

毫针为九针之一，针身较细而针尖锋利，其规格是以针身的长短和粗细确定的，临床上以长25～75 mm（1～3寸）和直径0.32～0.38 mm（28～30号）粗细者最为常用。

针刺疗法的基本操作

进针操作

进针操作是指在选定的穴位上，刺入一定深度和探找到适当的针感（得气）的过程。古代和现代使用进针的形式颇多，综合起来，常用的有如下3种。

1. **单手进针法** 医者押手的手指定穴后，以刺手的拇、示指指腹夹持毫针的针柄，中指指腹抵住针体下段，针尖对准穴位压痕，将针迅速压入皮下后，再将针捻入肌层。其优点是进针缓慢、针感柔和，容易探知针下的变化，是最易掌握针感的一种进针方法，多用于皮肉丰厚部位，如四肢部的内关、太溪等。

2. **提捏进针法** 医者用押手拇、示指指腹将欲刺穴位的局部皮肤捏起，刺手以两指或三指持针法夹持毫针针柄并用力下压，针尖皮肤捏起处捻转进针，直达穴位的深度。本法的优点是简单易学，疼痛较轻，进针速度快，多用于皮肉浅薄部位，如面部的印堂、阳白等。

3. **舒张进针法** 医者的押手拇、示两指平放于穴位的皮肤上，两手指向两边分开撑紧，刺手示、拇指捏住针柄，中指扶住针体，迅速、准确地将毫针刺入其皮下，然后边捻边进将毫针刺入穴位的深度。这种方法的优点是进针快而不痛，精神紧张或怕针的患者多用。常用皮肤松弛或皱纹的部位，如腹部的关元、天枢等穴。

针刺的角度与深度

毫针刺入的角度和深度，主要根据穴位的解剖位置和治疗目的而定。

进针的角度

指针体与皮肤所成的角度，一般分为直刺、斜刺和平刺3种：直刺，即针与皮肤成90°角垂直刺入，适用于肌肉较丰厚的部位，如合谷、足三里等穴。斜刺，即针体与皮肤成45°角斜刺，适用于关节腔或深层有重要脏器的部位，如大椎、肝俞等穴。平刺，即针体与皮肤成10°～15°角刺入，适用于肌肉薄或穴位浅层下有脏器的部位，如百会、期门等穴。

刺入的深度

针刺每个穴位的深度，虽然历代文献均有原则性记载，但临床实际操作时，主要还应根据患者年龄的大小、体形的胖瘦、针刺的部位及病情需要而决定。一般来说，四肢部、臀部、腰部穴位，可以适当深刺；胸腹、项背、脊柱正中和有血管的部位则不宜深刺，以免刺伤内脏或大血管，引起医疗事故。

运针

针刺不是简单地将毫针刺入便算完成操作，而是一项复杂、细致的技巧和医疗艺术，从进针、探找针感（寻气）、施用补或泻手法到退针，都有不同的操作手法，但常常是综合使用，总的原则是"指力均匀，快慢结合（穿皮宜快，捻针宜慢），捻针流利，往返转动"。

临床上主要的操作方法有进、捻、捣、刮几种。

得气

针刺得气，是指针刺时医生将毫针刺入患者腧穴内，通过一定的手法操作，医生持针的手有针下沉紧的感觉，并可见针刺部附近肌肉抽动，或经脉循行部的肌肉、肢节跳动；同时，患者的针刺部位产生酸、麻、重、胀的感觉，在局部或向远端肢节扩散，又称为"针刺感应"。得气主要包括两个方面的感觉：一是患者对进针后的针刺感觉，又称"针感"，施术者根据针感来掌握刺激的手法操作，以达到有效的刺激程度；二是施术者手指对毫针刺入皮肤以后的感觉，又称"手感"，施术者根据手感去寻找、调整针感，使针感达到治疗疾病所需要的程度。

针下气至不显，除了要考虑取穴及刺法是否准确外，还要注意个体的差异性，一般而论对体质弱、气血虚的患者，针下气至多迟而弱。如刺数穴，一部分得气，而另一部分无针感，这显然与取穴或刺法不当有关，应加以校正；但如果针下各穴皆无针感，且针下均虚，这种情况多见气血虚衰或严重的病症，针灸对这类患者的疗效也较差。通过临床实践的观察，虽然古人关于"气速效速，气迟效迟，气不至不治"的说法是有一定根据，但也不是绝对的。如能从整体治疗观念出发，用积极的催气措施，促使脏腑经络气血功能的旺盛，就可以有效地带动病变的不利因素向有利的方向转化，掌握治疗上的主动权。

知识链接
针灸的补泻手法

针灸学的补泻手法，是刺法的一个总的概括。古代常用的手法中，单式补泻有捻转、徐疾、迎随、呼吸、开合；复式补泻有烧山火、透天凉、苍龟探穴、青龙摆尾、白虎摇头、赤凤迎源等，归纳起来主要还是从行针强度、频率和持续时间来区分。

徐疾补泻法

即在进针得气的基础上，行针时刺针手缓慢地将针从浅层向深层插进，轻快地将针上提（徐入疾出）为补法；相反，快速地用力将针从浅层向深层插进，再轻力将针慢提（疾入徐出）为泻法。

捻转补泻法

即在进针得气的基础上，反复捻针时，拇指偏重同前推捻为泻法，反之拇指偏重向后拉捻为补法。

迎随补泻法

即得气后，毫针随着经脉走去的方向针刺为补法，迎着经脉走来的方向针刺为泻法。

现代最常用的单式补泻手法

针刺是一种治疗手段，是促使疾病向痊愈方向转化的重要外在因素，但要达到补虚泻实的治疗目的，还必须通过脏腑的气化功能（内因）才能起作用。因此，笔者认为，合理的补泻手法应根据辨证论治的原则，从整体观念出发，按照个体不同的生理、病理状态而决定（如年龄、体质、病情，以及针下气至盛衰等情况），把补虚泻实的原则和当时的病情灵活地结合起来。也就是说，应根据不同性质的矛盾，用不同的方法去解决，而不能墨守成规，一成不变。

基于上述原则，笔者认为针刺的补虚泻实是辨证论治的总纲，在这个总纲的前提下，应根据患者的不同状态，进行治疗量不等的不同操作手法。

补法

在针刺得气的基础上，运针以慢按轻提（缓慢按入，轻快提针）、小角度（180°～270°）捻针为主，留针15～20分钟。根据不同病情及针下气至情况，可分为以下三级：轻补，即慢按轻提运针，并结合刮（拇指或示指指尖在针柄上下刮动）或弹针；平补，即慢按轻提运针，同时结合缓慢小角度捻针；大补，即慢按轻提运针，结合快速小角度捻转及小幅度提插。

泻法

在针刺得气的基础上，运针以速按慢提（较快而重地按入，提针较慢）、较大角度（360°或以上）捻针为主，留针20～30分钟或视病情需要适当延长。根据不同的病情及针下气的情况，亦可分为以下三级：轻泻，即速按慢提运针，结合较大角度捻针及小幅度提插；大泻，即速按慢提运针，结合大角度捻针及较重力大提插；平泻，即手法操作介于轻泻与大泻法之间。

平补平泻法

在针刺得气的基础上，运针以缓进缓退为主，以中等角度捻针（不超过360°）。所施用手法以患者有较强针感，但无明显不适为度。

临床常用的分级补泻手法

留针是指在针刺间歇期间，将毫针停留在穴位内。退针是指施术后，将毫针退出穴位的一种操作方法。

留针

针刺得气后，将针停置于穴内一定时间。留针在临床上有 3 种意义：一是候气，针感不明显时，稍留针等候气至；二是保持针感，使气血调和，特别对发作性的病症，如心绞痛等，有增强镇痉、镇痛的作用；三是在留针期间，根据病情需要再给予适量的刺激，以增强疗效。

退针

退针时宜将针缓慢捻转上提，待针尖至皮下后，稍作停留（防止骤然急拔引起患者恐惧或针刺口出血），然后将针退出。退针时，医者另一手用镊子挟持消毒干棉球，预先压在针旁皮肤上，待针退出随即用棉球按压针孔，并稍加揉按，以防出血和消除针孔不适感。

退针后要查对穴位处方，确定退出的针与穴位处方吻合后，方可嘱患者移动体位。为了防止漏针，操作者必须按照操作规程进行治疗，即按处方的穴位进针，不随便临时加针，如有必要加针时，要及时补写在处方上，否则极易造成漏针。

高血压病针刺治疗注意事项

1. 针刺治疗高血压病的临床研究案例有很多，有较好的降压止晕作用，能减轻疼痛程度，在发作间歇期运用可减轻其他伴随症状。

2. 过于饥饿、疲劳，精神高度紧张者，不宜进行针刺，以免发生晕针等意外；体质虚弱者，刺激不宜过强，并尽可能嘱其取平卧位治疗。

3. 进针时宜注意避开血管，防止出血；常有自发性出血或损伤后出血不止者，不宜针刺；皮肤有感染、溃疡、瘢痕或肿瘤的部位，不宜针刺。

4. 操作时应防止刺伤重要脏器。如背部第 11 胸椎两侧、侧胸第 8 肋间、前胸第 6 肋间以上的腧穴，不能直刺、深刺，以免刺伤心、肺。

5.临床上选穴宜少而精，多选用内关、风池、肝俞、心俞、百会；气虚加足三里，血虚加血海，血瘀加膈俞，痰浊加丰隆，肝阳上亢加太冲、侠溪。针刺治病取效与否，并不决定于取穴的多少，故在可能范围内应尽量少取，做到精简疏针，避免多针滥刺，以便能尽量减少病者的痛苦。

6.本病的预防及调养，应注意下面三点：一是调情志，保持情志舒畅，不急躁，少虑忌悲；二是劳逸结合，注意休息及体育锻炼；三是调饮食，少食酸辣食物。

高血压病针灸疗法如何选穴

多按中医辨证分型施治。中医阴阳学说认为，高血压为肝肾不足，水亏木旺，虚阳亢盛所致。复溜、太溪穴属足少阴肾经，可补益肾阴，滋水涵木；足三里是常用保健穴，可防止虚阳上亢，与足厥阴经的太冲穴相配，起平肝降逆作用。针灸（针刺）此四穴，可相互配伍，起滋水降火、平肝潜阳作用，收控制血压之功效。有些则不按辨证取穴，如取穴风池、百会、合谷、阳陵泉等，有一定疗效。艾灸足三里、绝骨、涌泉或石门等穴，也有一定降压效果。其他如曲池、三阴交、内关、行间、人迎、大陵、肝俞、中封等穴位，也有降低血压的作用。中风后，用针灸治疗偏瘫、失语等症，则最为普遍，均有一定疗效。

针灸治疗高血压临床举例

刘某，男，44岁。2002年8月11日初诊，主诉：头晕头痛7天，伴有胸闷心烦、失眠。查血尿便常规、心电图、X线胸透未见异常。测量血压160/90 mmHg。询问病史：5月份健康查体时血压145/90 mmHg，西医建议服用降压药，由于无自觉症状，就未服降压药。由于近期工作较忙，夜间加班比较多，休息不好。询问无家族高血压病史。临床诊断：高血压。

针灸治疗：主穴降压穴，辅穴头痛穴、胸痛穴、偏瘫穴。针刺后即可疼痛缓解。30 分钟后测量血压，120/80 mmHg。每周 3 次，巩固 3 周，血压降低。

[来源：王文远. 针灸治疗高血压的临床研究. 针灸临床杂志，2006，22（1）：9-10]

临床针刺降压常用穴位

针刺疗法通过疏经通络、调节气血的作用以达到平稳降压的目的。据报道，内皮素（ET）是现长效缩血管因子，收缩血管作用强而持久，一氧化氮（NO）具有舒张血管平滑肌的作用。研究显示，针刺疗法修复血管内皮，降低血浆中内皮素的含量、抑制交感神兴奋性的作用，导致血管扩张，使血压明显下降。蔡钦对 28 例高血压病患者行针刺治疗后，血压较治疗前下降，同时血清 NO 水平显著升高，并与血压变动存在负相关。赵东杰等以太冲、曲池、凤池、足三里、丰隆、三阴交、关元为穴，针刺治疗 30 例原发性高血压（EH）患者，结果表明针刺不仅能够降压，而且可改善 EH 胰岛素抵抗。李吉梅取侧曲池、合谷、内关、足三里为主穴，辨证加减，针刺治疗顽固性高血压，结果显示有效率达 92.0%。卫彦等取人迎穴，结果显示有效率为 86.84%，治疗组的疗效明显优于两个对照组。

穴位降压经验举例1：曲池穴

【取　　穴】双侧曲池穴。

【针　　具】30 号长 40 mm 的毫针，电针仪。

【操　　作】用 75% 乙醇棉球常规消毒，直刺 1.2 ~ 1.8 寸，行大幅提插捻转，得气后，选用波型为 2/100 Hz，刺激强度为 10 ~ 20 mA 电流，强度以患者能耐受为度，通电 30 分钟，每日 1 次，连续治疗 14 天。

【结　　果】电针曲池穴对高血压有一定疗效。研究进一步显示：电针曲池穴即时降低收缩压的效果较明显，即时降低舒张压效果次之。

【作用机制】通过针刺曲池穴可以调节颈动脉窦和主动脉弓的压力感受器，调节血压感受器使其传入冲动降低，使交感神经活动下降而迷走神经张力上升，从而下调血压。

穴位降压经验举例2：风池穴

【取　　穴】双侧风池穴。

【针　　具】30号长25 mm的毫针。

【操　　作】用75%乙醇棉球常规消毒，采用指切进针法，针尖朝向鼻尖，刺入深度为0.8～1寸，采用捻转法行针，右手持针，拇指、示指向前向后捻转，指力均匀，角度为180°～360°，得气后，留针30分钟，每10分钟捻针一次，治疗结束时，按压针孔，快速将针取出。每日开始针刺时间为上午8：10～上午8：30，每日1次，共治疗28天。

【结　　果】电针风池穴对治疗高血压有显著即时降压作用。

【作用机制】通过针刺风池穴调节了高血压病患者的交感神经系统，使其由兴奋转为抑制，从而通过神经体液调节，使患者心率减慢，心肌收缩力有所减弱，使周围小动脉口径扩张。最终导致患者心排血量有所减少，外周阻力有所下降，血压降低。

穴位降压经验举例3：太冲穴

针刺太冲穴对肝阳上亢型高血压有一定的治疗作用。针刺太冲穴对于收缩压在140～180 mmHg，舒张压在90～110 mmHg患者较适用。

肝阳上亢型高血压病因及表现：病征名。又称肝阳上逆，肝阳偏旺。多因肝肾阴虚，水不涵木，肝阳亢逆无所制，气火上扰。临床表现可见眩晕耳鸣，头目胀痛，面红目赤，急躁易怒，心悸健忘，失眠多梦，腰膝酸软，口苦咽干，舌红，脉细数等。

【取　　穴】双侧太冲穴。

【针　　具】1.5 寸毫针。

【操　　作】患者取坐位，两手自然放在腿上，身体轻靠椅背，头微前倾；或平卧位。用 75% 乙醇棉球常规消毒后，快速进针，向涌泉穴斜刺（与皮肤成 45°）0.5 ～ 0.8 寸后行中强刺激。手法：泻法，施捻转加震颤手法，激发感传向近心端放散，待得气后留针 20 分钟，每 5 ～ 10 分钟捻针 1 次。

【结　　果】针刺双侧太冲穴具有一定的近期降血压疗效。多中心随机对照试验研究结果显示，针刺太冲穴与口服卡托普利片比较，疗效相当。

【作用机制】针刺太冲穴对神经内分泌有调节作用。针刺后其血清中肾上腺素、去甲肾上腺素的平均浓度明显降低，11- 羟皮质酮平均浓度明显升高，认为上述结果支持把针刺的作用机制解释为针刺对神经体液系统的激活。故我们选用针刺太冲穴能有效地改善原发性高血压患者的临床症状。

高血压病的体针辨证治疗

肝阳上亢

【症　　状】头晕目赤，耳鸣，头涨痛，心烦易怒，少寐多梦，面红，口干苦，遇情志刺激则加重，舌红，苔少或黄，脉弦数或细数。

【治　　则】滋水涵木，平肝潜阳。

【处　　方】太溪，肾俞，京门，三阴交，太冲，风池，侠溪。

【随症加减】目赤者，加中冲放血；失眠多梦者，加神门、三阴交。

【操作方法】

1. 直刺太溪 0.5 寸，三阴交 1 ～ 1.5 寸，施以捻转提插补法。

2. 直刺肾俞 1 寸，向后方横刺京门 1 寸左右，施以捻转平补平泻法，令针感向四周传导。

3.直刺太冲，风池向对侧眼球刺，用捻转提插泻法。

4.各穴均留针 20 分钟，每日 1 次，10 次为一疗程。

【方　　义】太溪为肾经原穴，肾俞、京门分别为肾之俞募穴，三穴相配，补肾滋水。三阴交为足三阴之交会穴，加之调补三阴之力大增。太冲为肝之原，风池为胆经与阳维之会，起到平肝潜阳、泻胆降火之功。

痰浊阻脉

【症　　状】眩晕沉重如蒙，呕吐痰涎，纳呆，思卧嗜睡，四肢浮肿，舌胖苔白腻，脉象濡滑。

【治　　则】健脾降浊，祛湿化痰

【处　　方】足三里，丰隆，阴陵泉，太白，中脘，内关。

【随症加减】纳呆、腹胀者，加上脘；便溏者，加天枢；头部沉重者，加百会、太阳。

【操作方法】

1.足三里、丰隆、阴陵泉均直刺 1.5 ~ 2 寸，使针感向上过膝传股内、向下放窜足背；足三里捻转提插平补平泻，丰隆、阴陵泉均为捻转提插泻法。

2.刺中脘，针尖略偏下，施捻转提插补法。

3.太白穴直刺 1 寸，捻转手法，平补平泻。

4.内关直刺 1 ~ 1.5 寸，针感放射至中指，施捻转提插泻法。

5.各穴均留针 20 分钟，每日或隔日 1 次，10 次为一疗程。

【方　　义】足三里为足阳明胃经之合，取其健运中州，除湿化痰。丰隆为胃之络穴，兼通脾胃，涤痰降浊；阴陵泉为足太阴脾经之合，配胃募中脘以健运胃土，配内关宽中豁痰。

瘀血内停

【症　　状】血压升高，头痛如刺，胸闷胸痛，面色黧黑或晦暗无华，肢体麻木或刺痛，肢端色泽紫暗。舌紫暗或有瘀点、瘀斑，舌底静脉曲张、瘀血，脉细或涩。

【治　　则】活血化瘀，通络止痛。

【处　　方】百会，四神聪，太溪，太冲，悬钟，足三里，膈俞，委中。

【随症加减】久病体虚者，加心俞、脾俞、肾俞；善太息者，加内关、阳陵泉。

【操作方法】

1. 百会向后沿皮刺，四神聪向中间平刺，令针感向四周放散，致颠顶发胀。

2. 直刺太溪 0.5 寸，悬钟、足三里 1 ~ 1.5 寸，施以捻转提插补法。

3. 委中、太冲直刺 1 寸，捻转手法，平补平泻。

4. 各穴均留针 20 分钟，每日或隔日 1 次，10 次为一疗程。

【方　　义】百会位于头顶，属总督一身之阳的督脉，灸之可振奋阳气，安神定志，是治疗头痛、眩晕的要穴。四神聪为奇穴，顾名思义，是养神、安神、调神之所。太溪为肾经原穴，取之补髓填精。太冲为肝经原穴，"五脏有疾，取之十二原"，能疏肝理气、养肝息风。悬钟为髓之会，刺之以补髓通窍。足三里健运中州，培补后天之本。膈俞为八会穴之血会，委中是血郄穴，均是治疗血症的专穴。

气血亏虚

【症　　状】头晕眼花，甚则视物昏黑，动则加剧，劳累即发，心悸失眠，面色苍白，神疲懒言，纳呆，舌质淡，脉细弱。

【治　　则】益气补血，调养心脾。

【处　　方】膈俞，血海，心俞，脾俞，肝俞，足三里，膻中，百会。

【随症加减】气短自汗者，加膻中、复溜。诸症缓解后，酌加肾俞、气海。

【操作方法】

1. 膈俞、心俞、脾俞、肝俞穴，均向椎体棘突斜刺 1 ~ 1.5 寸，施以捻转补法。

2. 直刺血海、足三里 1.5 ~ 2 寸，施以复式补法。

3. 百会向后沿皮刺，令针感向四周放散，致颠顶发胀。

4. 膻中向下斜刺，施捻转补法。

5. 各穴均留针 20 分钟，每日或隔日 1 次，10 次为一疗程。

【方　　义】膈俞为八会穴之血会，血海为脾经要穴，为血之归会处，治疗血症的专穴。取心俞、脾俞、肝俞与前穴同用，以尽调血补血之能。针足三里可调补后天，益气生血。百会升提阳气，督统针效。

肾精不足

【症　　状】眩晕，耳聋耳鸣，健忘，痴呆，腰膝酸软，遗精阳痿，心悸烦热，舌质淡，脉弦细。

【治　　则】补肾壮腰，填精生髓。

【处　　方】肾俞，太溪，悬钟，三阴交，脾俞，胃俞，足三里，命门，头维。

【随症加减】心悸者，加内关；少寐者，加神门；耳鸣者，加听宫。

【操作方法】

1. 肾俞、太溪、三阴交、脾俞、胃俞、足三里刺法同前。

2. 命门穴略向上斜刺，进针 1 ~ 1.5 寸，使针感向前抵腹，并向下肢放散，施捻转补法。

3. 头维向后沿皮刺，进针 1 ~ 1.5 寸，捻转提插手法，平补平泻。

4. 各穴均留针 20 分钟，隔日 1 次，10 次为一疗程。

【方　　义】太溪为肾经原穴，"五脏有疾，取之十二原"，取之补髓填精。肾俞以助阳化气。悬钟为髓之会，刺之以补髓通窍。取三阴交调补三阴，益精补髓。足三里、脾俞、胃俞取之健运中州，培补后天之本。头维为局部选穴，以止晕定眩。

肝肾阴虚

【症　　状】血压升高，头晕目眩，耳鸣健忘，腰膝酸软，咽干口燥，五心烦热，口渴少津，视物昏花，舌质干红，舌苔少或无苔，脉弦细。

【治　　法】肝俞，肾俞，太溪，太冲，三阴交，照海。

【随症加减】五心烦热者，加内关、神门。

【操作方法】

1. 肾俞、太溪、肝俞刺法同前。

2. 神门穴略向上斜刺，进针 1～1.5 寸，使针感向手腕部放散，施捻转补法。

3. 直刺太冲、照海，进针 1～1.5 寸，捻转提插手法，平补平泻。

4. 各穴均留针 20 分钟，隔日 1 次，10 次为一疗程。

【方　　义】肾俞、太溪、肝俞、太冲各为肾经、肝经原穴和背俞穴，"五脏有疾，取之十二原"，取之能补益肝俞、滋阴养血。三阴交为足三阴经之交会穴，能调补肝肾，照海为肾经之腧穴，主治与肾有关的心脑疾病。

高血压病针刺治疗推荐处方

推荐处方1

【治　　法】平肝潜阳，清利头面。

【主　　穴】百会，曲池，合谷，太冲，三阴交。

【配　　穴】肝火亢盛者，加风池、行间；阴虚阳亢者，加太溪、肝俞；痰湿壅盛者，加丰隆、足三里；气虚血瘀者，加血海、膈俞；阴阳两虚者，加关元、肾俞；头晕头重者，加百会、太阳；心悸怔忡者，加内关、神门。

【操　　作】太冲应朝涌泉方向透刺，以增滋阴潜阳之力，均常规操作，用泻法。

推荐处方2

【治　　法】平肝潜阳，调和气血。以督脉、手阳明及足厥阴经穴为主。

【主　　穴】风池，人迎，曲池，合谷，三阴交，太冲。

【配　　穴】肝火亢盛者，加行间、侠溪；痰湿壅盛者，加中脘、丰隆；气虚血瘀者，加气海、膈俞；阴虚阳亢者，加太溪、行间；阴阳两虚者，加关元、命门。眩晕头痛者，加太阳、印堂；心悸失眠者，加神门、内关。

【操　　作】痰湿壅盛、气虚血瘀、阴阳两虚，可用灸法；曲池、行间、膈俞可点刺出血。

高血压病患者针灸治疗的注意事项

针灸治疗高血压病，具有简单方便、经济实用、疗效较好、无毒副作用等优点，故受高血压病患者的欢迎。大量临床观察证明，针灸治疗对一、二期高血压病有较好的效果。有报道指出，针灸治疗的近期降压效果可达82.5%。高血压病患者施行针灸治疗时，应注意以下事项。

1. 合适的体位　合适的针灸体位，不仅有利于正确取穴和施术，而且还可防止晕针、滞针、弯针和灼伤等的发生。高血压病患者，特别是精神紧张、老年体弱及血压较高者，以采用卧位施术为好，不宜采用坐位。

2. 合适的针具　现使用的不锈钢针，应根据高血压病患者的体形胖瘦、病情轻重、体质强弱及所取穴位的具体部位不同,选用不同粗细、长短的针具。

一般讲，体壮形肥、针刺部位肌肉丰满者，可选用较粗、较长的毫针；而体弱形瘦、针刺部位较浅（耳穴等）或肌肉较少（如头面部）者，可选用较短、细的毫针；针刺与艾灸结合治疗时，多用温针灸。

3.**严格消毒**　针具可用纱布包扎好，放在高压蒸汽锅内灭菌、消毒后使用。体针穴位局部，可用75%乙醇棉球从里向外绕圈擦拭消毒；耳针穴位，最好先用碘伏消毒后，再用75%乙醇棉球擦拭消毒干净；施术者的手，应选用肥皂水洗刷干净后，用75%乙醇棉球擦拭干净，然后取针施术；如能做到一穴一针，并使用一次性针具则更好，就能严格避免施术部位皮肤感染。注意，使用温针灸时，要防止燃着的艾炷掉落到皮肤上而灼伤皮肤。

4.**正确的施术**　合适正确的施术，不仅可增强针感、提高疗效，还可防止意外情况的发生。耳针，宜浅直刺；体针头面部、胸背部及皮薄肉少的部位，可采用浅刺、斜刺或横刺；四肢、臀部、腹及肌肉丰满的穴位体针，可适当深刺。

（1）在颈项部、胸背部一定要了解局部解剖情况，掌握针刺方向，切忌乱刺、深刺。

（2）在神经干附近和神经分布表浅处（如内关、阳陵泉、督脉穴位），针刺手法应轻柔，不要强捻猛捣，在有放电感及强烈针感出现时应轻轻退针或变换方向，不宜再作强手法，以防损伤神经和脊髓。

知识链接

温馨提醒

针刺疗法治疗高血压时应注意精神放松，避免晕针、断针，发现情况及时处理。针刺疗法能够降低血压的原理主要是针刺能调节神经系统，改善心肌代谢，扩张小动脉，使血压下降。

针刺出现疼痛的原因与处理

人体的表皮，末梢神经、血管分布较丰富，并有敏感的"痛点"，在肌层血管纵横交错，在深层有骨骼、脏器。针刺过程中出现疼痛，除了刺法不当外，往往还与刺中敏感的末梢神经、血管或深层的骨骼、脏器有关，因此进针时必须密切注视针下情况。现将个人体会综述如下。

针刺表层

在皮肤表层针刺时出现的疼痛，往往是刺中微细血管与"痛点"，因此在选择刺入点时，除应注意避开显露的末梢血管外，并可用针尖轻轻接触刺入点，无过敏性锐痛（如针尖痛及即现锐痛，则示该处为"痛点"，可将针尖稍外移至无痛处即可），则可作为刺入点。

针刺肌层

当针穿透皮层进入肌层后，痛感极微，但如果突然出现较明显的胀痛或锐痛，多属刺中血管。应将针稍上提并改变刺入方向，当痛感消失则示已避开血管，可继续运针寻气。

针刺深层

当运针至深层时，要密切注视针下两种情况：一是如针尖碰触硬物，其反应为锐痛，则表示刺进骨膜，应将针上提再运针；二是如刺入深层原阻力骤减，往往是针已透入空腔（胸、腹或关节腔），要迅速将针退出，并应留意患者，密切注视病情变化，进行必要的随症处理。

高血压病的艾灸疗法

灸法是利用菊科植物艾叶作用料，制成艾绒，在一定的穴位上，用各种不同的方法燃烧，直接或间接地施以适当温热刺激，通过经络的传导作用而达到治病和保健目的的一种方法。对于使用针刺、药物等方法治疗无效或效果不显著的病证，采用灸法往往奏效或获奇效，正如《医学入门》中所说："凡病药之不及，针之不到，必须灸之。"

艾灸的作用机制和针疗有相近之处，并且与针疗有相辅相成的治疗作用，通常针、灸并用，故称为针灸。针灸治病在国内外有着深远的影响，但现代人说针灸，多数时候仅指针疗，已经很少包含艾灸的内容了。

我们通常认为针和灸是同一种疗法，其实并不是这样。虽然它们都是建立在人体经络穴位的认识之上，但针疗产生的只是物理作用，而艾灸是药物和物理的复合作用。而且两者治疗的范围也不一样，所谓"针所不为，灸之所宜"，指的就是其中的区别。我们说艾灸的一种神奇的疗法，因为它的确有很多不同凡响之处。首先，艾灸的疗效就十分神奇。艾灸疗法的适应范围十分广泛，在我国古代是治疗疾病的主要手段。用中医的话说，它有温阳补气、温经通络、消瘀散结、补中益气的作用。可以广泛用于内科、外科、妇科、儿科、五官科疾病，尤其对乳腺炎、前列腺炎、肩周炎、盆腔炎、颈椎病、糖尿病、肿瘤等有特效。

其次，艾灸具有养生保健的作用。用灸法预防疾病，延年益寿，在我国已有数千年的历史。《黄帝内经》中有"大风汗出，灸谚谇穴"，说的就是一种保健灸法。《庄子》记载圣人孔子"无病而自灸"，也是指用艾灸养生保健。日本人须藤作等做过的灸法抗癌研究，还表明艾灸可以使皮肤组织中潜在的抗癌作用得到活化，起到治癌抗癌的作用。近年来，随着人们对艾灸疗效独特性的认识，艾灸疗法重新得到了医学界重视，现代化研究的步伐也在加快。

艾灸的六大作用与特点

艾灸的六大作用

1.**温通经络、祛湿散寒**　灸法具有温经散寒的功能。临床上常用于治疗寒凝血滞、经络痹阻所引起的寒湿痹痛、痛经、经闭、胃脘痛、寒疝腹痛、泄泻、痢疾等。

2.**温补中气、回阳固脱**　阳气下陷或欲脱之危证，皆可用灸法，以扶助虚脱之阳气。临床上多用于治疗脱证和中气不足、阳气下陷而引起的遗尿、脱肛、阴挺、带下、久泻、痰饮等。

3.**行气活血、消瘀散结**　灸能使气机通畅，营卫调和，消散瘀结。临床上常用于治疗气血凝滞之疾，如乳痈初起、瘰疬、瘿瘤等。

4.**预防疾病、保健强身**　无病施灸，可以激发人体的正气，增强抗病能力，使人精力充沛，长寿不衰。《扁鹊心书·须识扶阳》说："人于无病时，常灸关元、气海、命门、中脘，虽未得长生，亦可保百年寿也。"

5.**解表散寒、温中止呕**　隔姜灸可用于外感表证及虚寒型呕吐、泄泻、腹痛等疾病。

6.**清热解毒、杀虫疗癣**　隔蒜灸可用于疮疡疖肿、毒虫咬伤等病证，对哮喘、肺痨、瘰疬等也有一定疗效。

知识链接

艾叶的选择

孟子曰："七年之病，必求三年之艾。"《本草纲目》也认为"凡用艾叶，须用陈旧者，治令细软，谓之熟艾。若生艾，则易伤人肌脉。"一是应选择农历4～5月采摘；二是选新鲜、肥嫩的艾叶；三是捡除杂质，筛去尘土；四是发霉或腐烂艾叶不用；五是保存一年以上的艾叶谓之陈艾叶，简称"陈艾"，而陈艾中以三年到五年为最好。简称"三年陈艾"和"五年陈艾"。

灸法之所以最后选择艾叶还有其他的原因。灸对灸火的材料亦有所选择，至《黄帝虾蟆经》已载有松、柏、竹、橘、榆、帜、桑、枣等八木不宜作为灸火之说，因为其对人体有所伤害，所以逐渐被淘汰，但桑树灸在后世亦有用之者。槐木火灸，病疮易瘥，但艾叶熏灸则疗效最著，故以后才逐渐多用艾叶来代替其他灸疗。

艾灸的作用特点

艾灸热刺激是一种非特异性刺激，通过激发体内固有的调节系统功能，使失调、紊乱的生理生化过程恢复正常。因此，艾灸作用不是艾灸刺激直接产生的，而是通过体内介导的固有调节系统所产生，这就决定了艾灸的调节作用，并具有以下特点。

1. **双向调节作用** 艾灸可以使穴位产生兴奋或抑制适宜的艾灸刺激作用于机体，其效应总是使偏离正常生理状态的生理生化功能朝着正常生理状态方向发展转化，使紊乱的功能恢复正常，即在机体功能低下时，艾灸可以使之增强，功能状态亢进时可以使之降低，但对正常生理功能无明显影响。艾灸的双向调节特点，是艾灸疗法无不良反应的根本。

2. **整体调节作用** 艾灸的整体调节特点包括两方面含义：一是指艾灸穴位可在不同水平同时对多个器官、系统功能产生影响，二是指艾灸对某一器官功能的调节作用，是通过该器官所属系统，甚至全身各系统的功能的综合调节而实现的。

3. **品质调节作用** 是指艾灸具有提高体内各调节系统品质，增强自身调节能力以维持个体生理生化参量稳定的作用，艾灸对正常生理功能无影响。艾灸无论是对机体正常态还是病理态都提高了体内调节系统的品质，增强了调节能力，但对不同机体状态表现不同，对病理态呈现双向调节作用，对生理态呈现防病保健作用。

4. 艾灸自限调节　艾灸调节有一定的自限性，只能在生理调节范围内发挥作用。艾灸的调节能力必须依赖于有关组织结构的完整与潜在的功能储备，因为艾灸治病的机制是通过激发或诱导机体内源性调节系统的功能，使失调、紊乱的生理生化过程恢复正常，本质上是生理调节，这就决定了艾灸调节的自限性。

艾灸疗病的常用灸法

常用灸法有温针灸、艾条灸、艾炷灸。

温针灸

即将毫针刺入穴位，保留一定深度，得气后作适当补泻手法，留针，取 2 cm 左右长的艾条一段，套在针柄上端，艾条距皮肤约 3 cm 高，点燃艾条下端灸之，待艾条燃尽，除去残灰，稍停片刻将针取出。此法适用于既需要留针，又需要施灸的疾病。

艾条灸

艾条灸分温和灸、雀啄灸、回旋灸 3 种方法。

（1）**温和灸**：将艾条燃着的一端，悬于施灸穴位之上熏烤（注意随时调节施灸的距离和防止灼伤），若病者有温热舒适的感觉，就可固定不移，灸至皮肤稍有红晕即可，一般 10 ~ 15 分钟。此法温通经脉、散寒祛邪，多用于灸治慢性病，临床运用最为广泛。

（2）**雀啄灸**：将点燃的艾条于施灸部位上 2 ~ 3 cm 高处，对准穴位后上下移动，使之像鸟雀啄米样，一起一落、忽近忽远地施灸，一般灸 5 分钟左右。

（3）**回旋灸**：又称熨热灸，是将点燃的艾条，悬于施灸部位上距皮肤 3 cm 左右处，平行往复回旋熏灸，使皮肤有温热感而不至于灼痛，一般可灸 20 ~ 30 分钟。

艾炷灸

将艾炷（用艾绒制成高度同其底面的直径大致相等的圆锥形小体，称为艾炷，分为大、中、小3种艾炷。大艾炷高1cm，炷底直径1cm，可燃烧3～5分钟；中艾炷为大艾炷的一半，如枣核大；小艾炷如麦粒样。临床以大艾炷较常用）直接或间接置于穴位施灸的方法，称为艾炷灸法，可又分直接灸和间接灸两类。

（1）**直接灸**：将艾炷直接放在皮肤上施灸，包括无瘢痕灸、发疱灸和瘢痕灸3种。

（2）**间接灸**：艾炷不是直接放在皮肤上，而是用其他药物隔开施灸，如以生姜片间隔者称隔姜灸，以食盐间隔者称隔盐灸等。

施灸顺序

古人对于施灸的先后顺序有着明确的论述。如《千金要方》说："凡灸当先阳后阴，……先上后下。"《明堂灸经》也指出："先灸上，后灸下；先灸少，后灸多。"这是说施灸的一般顺序是：就阴阳而言，应先灸阳经后灸阴经，先灸背部后灸胸腹部；就部位而言，先灸上部再灸下部，先灸头部再灸四肢；就壮数而言，先灸少而后灸多，即由少逐渐增多；就大小而言，先灸艾炷小者而后灸大者，每壮递增。

在临床上施灸时，需结合病情，灵活应用，不能拘执不变。

知识链接

灸法的补泻

灸法的补泻，也就是灸治的手法，应在辨证论治的原则指导下，选用正确的灸治手法，对于邪气偏盛的要用泻法，对于正气虚弱的要用补法，现代人用之较少。

艾炷灸

补法：将艾炷点燃，不吹其火，待其徐徐燃尽自灭，这样火力微缓而温和，且时间较长，壮数较多；在灸毕后可用手按一会儿施灸穴位，使真气聚而不散。

泻法：将艾炷点燃，用口速吹旺其火，促其快燃，火力较猛，快燃快灭，当患者感觉局部有烧烫时，即迅速更换艾炷再灸，灸治的时间较短，壮数较少；且灸毕后不按其穴，即开其穴而邪气可散。

艾条灸

补法：弱刺激法（兴奋法），即主要用雀啄灸，每次每穴半分钟至 2 分钟，30 ~ 50 下；或用温和灸、回旋灸，时间为 3 ~ 5 分钟。其主要作用是促进人体生理功能，解除过度抑制，引起正常兴奋作用。

泻法：强刺激法（抑制法），即用艾条行温和灸或回旋灸，每穴每次灸 10 分钟以上，特殊需要时可灸几十分钟，其主要作用是镇静、缓解、抑制（能促进正常的抑制作用）。

灸疗后的调养

施灸一般无任何不适之感，但也有少数患者，由于体质和病情不同，开始施灸时出现低热、疲倦、口干、全身不适等感觉，一般不需处理，继续施灸多能消失，必要时可以拉长施灸的间隔时间。若出现口渴、便秘、尿黄等症状，为灸火有些伤阴之象，可内服"加味增液汤"（生地黄、麦冬、玄参、肉苁蓉各 15 g），水煎服，一日 3 次。施灸要注意调养，要求患者情绪乐观，心情愉快，胸怀开朗，静心调养，戒色欲，勿过度劳累，吃清淡而富有营养的食物，以助疗效。当然古人灸后的调养经验，仅供今人参考，但亦不必拘泥于此，今人在灸后适当注意饮食、情绪、劳逸、气候的调养即可。

民间流传灸后调养口诀如下：

灸后风寒须谨避，七情莫过慎起居；

切忌生冷醇厚味，唯食素淡最适宜。

艾灸治疗高血压病

【取　　穴】

主穴：百会、合谷、曲池、太冲。

配穴：肝阳上亢者，加行间、风池；痰湿阻脉者，加丰隆、阴陵泉；瘀血内停者，加膈俞、血海；肝肾阴虚者，加肝俞、肾俞；阴阳两虚者，加太溪、关元；气血亏虚者，加足三里、气海。

【方　　法】

悬起灸：每次选用 3 ~ 4 个穴位，行艾条温和灸或回旋灸，每次 5 ~ 7 分钟，以灸至局部皮肤红润、温热舒适为度，两侧穴位可交替灸之。

间接灸：行艾炷隔姜灸或艾炷隔芹菜根灸，每穴 5 ~ 7 壮，隔日 1 次，10 日为一疗程。

温针灸：每穴 20 ~ 30 分钟，隔日 1 次，10 日为一疗程。

药物敷灸：行复方桃仁敷灸，取桃仁、杏仁各 12 g、栀子 3 g、胡椒 7 粒、糯米 14 粒共捣烂，加一只鸡蛋清调成糊状，于每晚睡前敷灸于涌泉穴，每次敷贴一侧。两足交替，6 日为一疗程。

【注意事项】

1.施灸的房间，空气应保持清新，避免艾烟过浓，可以开窗，但应避免直接被冷风吹到。冬夏季节，室内温度应适宜，以防感冒。

2.施行灸法时，应举止稳当，严肃认真，安详而持重，做到专心致志，手眼并用，手巧而心细。

3.施灸时，取穴要准确，灸穴勿过多，热力应充足，火气宜均匀，切勿乱灸或暴灸。

4.施灸过程中，严防艾火滚落烧坏患者的衣服、被褥等物品。温针灸时，必须等艾条或艾炷完全燃尽，以手靠近试之无热气后，方可以用圆盘接着，并用镊子将灰烬轻轻取下。施灸完毕，必须把艾条或艾炷彻底熄灭，以防发生火灾。

5.施灸患者只要不是化脓灸，均可洗浴。若有灸疮，只宜擦澡，且应小心疮面，不要把疮痂洗掉或弄破。

6.防止晕灸。初次施灸或体弱者，所用艾炷宜先小后大，所灸壮数宜先少后多，逐渐增加，不可突然加大刺激量。如发生了"晕灸"，要立即停止原来的灸治，让患者平卧，急灸双侧足三里穴 3～5 壮，即可恢复。

高血压病的耳穴疗法

中医认为，耳不是一个孤立的器官，它与经络、脏腑有着密切的联系，和全身是一个统一的有机整体。我国用耳穴贴豆诊治疾病已有悠久的历史。早在《黄帝内经》一书中就有耳穴贴豆治病的有关记载。以后历代的医学文献中也有用针、灸、按摩、塞药等方法刺激耳郭防治疾病的记载。这些方法一直在民间应用，流传至今。

耳穴疗法是针灸学的重要组成部分，是通过耳郭来诊断、治疗和预防疾病的一门临床学科，其内容包括了耳穴、刺灸、治疗、诊断、预防保健等部分，具有适应证广、奏效迅速、操作简便、节约经济、副作用少等优点，可做为高血压病的辅助治疗方法。

高血压病治疗常用耳穴

耳穴在耳郭的分布有着一定的规律，身体各部相应的穴位在耳郭的分布像一个倒置的胎儿，与头面相应的穴位在耳垂，与上肢相应的穴位在耳舟，与躯干和下肢相应的穴位在对耳轮和对耳轮上、下脚，与内脏相应的穴位则多集中在耳甲艇和耳甲腔。与高血压病治疗有关的常用耳穴，见图3-1。

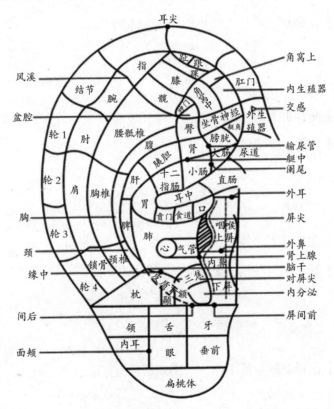

图3-1 与高血压病治疗有关的常用耳穴

耳尖

【位置】将耳轮向耳屏对折时，耳郭上尖端部分。

【主治】发热，高血压病，炎症。

交感

【位置】在对耳轮下脚与耳轮内侧交界处。

【主治】胃肠痉挛，自主神经功能紊乱，心绞痛，胆绞痛。

神门

【位置】在三角窝内，靠对耳轮上脚的下、中 1/3 交界处。

【主治】失眠，多梦，烦躁，炎症。

上屏尖

【位置】在耳屏上部外侧缘。

【主治】炎症，疼痛性病症。

肾上腺

【位置】在耳屏下部外侧缘。

【主治】低血压，昏厥，无脉症，咳嗽，气喘。

高血压点

【位置】在肾上腺与目 1 两穴的中点稍前方。

【主治】高血压病。

皮质下

【位置】在对耳屏的内侧面。

【主治】失眠，多梦，炎症，疼痛性病症。

小肠

【位置】在耳轮脚上方中 1/3 处。

【主治】消化不良，腹胀，腹泻，心悸。

肾

【位置】在对耳轮下脚的下缘，小肠穴直上方。

【主治】肾炎，遗尿，遗精，阳痿，月经不调，腰痛，耳鸣，失眠，哮喘。

肝

【位置】胃、十二指肠穴的后方。

【主治】肝炎、失眠、心痛、眼病等。

脾

【位置】肝穴下部分。

【主治】腹胀，腹泻，便秘，纳呆，崩漏，眩晕。

心

【位置】在耳甲腔中心最凹陷处。

【主治】心悸，心痛，失眠，头痛，癔症。

降压沟

【位置】在耳郭背面，由内上方斜向外下方行走的凹沟处。

【主治】高血压病。

操作方法

在高血压病的治疗中，较为常用的耳穴疗法操作主要有针刺法、贴压法、放血法、埋针法4种。

针刺法

耳穴皮肤先以2%的碘伏、后用75%的乙醇严格消毒，术者以左手拇、示二指固定患者耳郭，中指托着针刺部的耳背，然后用右手拇、示、中三指持针（以28号、0.3～0.5寸毫针多用），快速进针，其深度以穿破软骨，但不透过对侧皮肤为度。然后视病员的年龄体质、耐痛程度、病情轻重缓急而确定刺激强度，一般留针20～30分钟，慢性病可留针1～2小时，期间可捻转刺激以加强疗效。治疗完毕后出针，出针时以干棉球压迫针孔以防出血，必要时再涂碘伏或乙醇以预防感染。

贴压法

常规乙醇消毒耳郭，以左手固定耳郭，右手持镊子夹取已粘有王不留行籽的胶布，对准耳穴贴敷好，然后稍加压力按压1～2分钟，其按压的强度与时间依病情而定，患者（或家人）每天自行按压耳穴5～10次，每穴1～2分钟。一般单侧取穴，两耳轮换，中间休息1～2天，每周治2次，4次为一疗程较为适宜。

放血法

术前先按摩耳郭使其充血，常规消毒放血部位之皮肤，待干后用左手固定耳郭，右手持拿消毒的5分毫针或三棱针，对准耳穴进行速刺，刺入1～2 mm；也有用手术小尖刀片在耳背静脉处进行划割，深约1 mm。再以乙醇棉球擦抹放血处，挤出5～10滴血，后以干棉球压迫止血。2～3日施术1次，急性病者可以每天1～2次。

埋针法

如上消毒后，左手固定耳郭，绷紧埋针处皮肤，右手用血管钳或镊子夹住消毒的皮内针针柄，轻快刺入所选耳穴皮内，再以胶布固定。一般取单侧耳穴 3 ~ 5 个，两耳轮换（必要时可两耳同时取用），每日自行按压 3 ~ 4 次，留针 3 ~ 5 天，4 ~ 6 次为一疗程。

高血压病耳穴治疗方法

【取穴】

主穴：耳尖、降压沟、耳背静脉、降压点。

配穴：实证，加心、神门、交感；虚证，加肾、脾、皮质下。

【方法】

放血法

取耳尖、耳背静脉点刺，放血 5 ~ 10 滴，或降压沟点刺放血数滴（高血压危象时放血可达 1 ~ 3 ml）。双耳交替，每日 1 次，6 次为一疗程。症状缓解后，可 3 天放血 1 次。

贴压法

常规乙醇消毒耳郭，以左手固定耳郭，右手持镊子夹取已粘有王不留行籽或磁珠的胶布，对准耳穴贴敷好，然后稍加压力按压 1 ~ 2 分钟，其按压的强度与时间依病情而定。患者可每天自行按压耳穴 5 ~ 10 次，每穴 1 ~ 2 分。一般单侧取穴，两耳轮换，每周贴压 2 次。

高血压病耳穴疗法注意事项

1. 严格消毒，预防感染。耳底有冻伤和炎症的部位禁针。若见针眼发红，患者自觉耳郭胀痛，则可能有轻度感染，应及时用 2% 碘伏涂擦或口服消炎药，或以红外线加紫外线照射，或磁疗患部，对此均有良效。

2. 有习惯性流产的孕妇应禁针，年老体弱者针刺前后应适当休息，做耳压时宜用轻刺激手法。

3. 若出现晕针，防治处理与体针大致一样。

4. 按压耳穴的时间最好放在饭后 30 分钟为宜，并与呼吸配合（压时吸，松时呼），可增加疗效。

高血压病的足底外贴疗法

高血压病足底外贴疗法常用方

足心涌泉穴，位于足底前（不包括足趾）、中 1／3 交界处，第二、三趾关节后方。涌泉穴是足少阴肾经的井穴。肾主纳气调节全身气机。现代医学研究证明，刺激涌泉穴，可改善机体循环，提高免疫力。因此足心敷药能降血压，而且安全、简便、无副作用，疗效显著。以下涌泉穴中药敷贴方对于高血压病具有很好的疗效，但需在医生指导下使用。

处方1

【药　物】取吴茱萸 30 g。

【用　法】研细末用醋调糊状,敷于双足心(涌泉穴),外用纱布包扎固定,24 小时换药 1 次。

【适应证】高血压病。

【备　注】一般敷药 12 ~ 24 小时后,血压即开始下降。

【出　处】《穴位贴敷》。

处方2

【药　物】取吴茱萸 46 g,硫黄、面粉各 16 g。

【用　法】研细末均匀,酒炒热。包足心,用男左女右法。

【适应证】高血压病。

【出　处】《穴位贴敷》。

处方3

【药　物】吴茱萸、肉桂各等份。

【用　法】共为末,敷足心。

【适应证】高血压病。

【出　处】民间验方。

处方4

【药　物】吴茱萸 31 g,生姜 3 g。

【用　法】共为末,酒炒热,包患者两足心。

【适应证】高血压病。

【出　处】民间验方。

高血压病足底外贴疗法民间验方

验方1

吴茱萸 100 g，龙胆草 50 g，土硫黄 20 g，朱砂 15 g，明矾 25 g。上药共研细末，每次用上药适量，加米醋调成糊状，贴敷于双侧涌泉穴，覆盖纱布，胶布固定，两日一换，1个月为一疗程。

验方2

蓖麻仁 30 g，吴茱萸 20 g，附子 20 g。上药共研细末，加生姜 150 g，共捣烂如泥，再加冰片 10 g 和匀，调成膏状。每晚用上述膏药贴双侧涌泉穴，7天为一疗程，连用 3 ~ 4 个疗程。

验方3

马钱子（去壳，取仁）12 g，白丑 2 g，黑丑 2 g，鸡苦胆（鲜用）12 g。前三味混合捣碎，加入鸡苦胆共捣成膏状。用法：先温水洗脚，擦干。换温淡盐水（每 2000ml 水中加食盐 50 g）浸洗 10 分钟，擦干。取药膏敷于涌泉穴上，用纱布包敷，胶布固定。静卧 10 ~ 15 小时，隔日 1 次，4 次为一疗程。

验方4

栀子 6 g，桃仁、杏仁各 12 g。三药共研为粉状，分 3 次用，每次取 1/3，用 1∶1 的甘油与水调为糊状，睡前先热水泡足后擦干双足，将药糊制成约 2 cm×2 cm 大小的药饼敷于双足涌泉上，上盖一等大的塑料纸，并借胶布固定，每晚 1 次，6 次为一疗程，并辅以穴位隔药按摩每日 2 ~ 3 次效果更好。

验方 5

桃仁、杏仁各 12 g，栀子 3 g，胡椒 7 粒，糯米 14 粒，共捣烂加入鸡蛋清 1 个调成糊状，分 3 次用，于每晚睡前敷贴于涌泉穴，晨起除去，每日敷一足，两足交替敷贴，6 次为一疗程。

高血压病的降压散填脐法

降压散填脐的常用方法

【适应证】原发性高血压。

【药　物】吴茱萸 30 g，川芎 30 g，白芷 30 g。

【制　法】诸药混合研为细末，过筛，装入瓶内，密封备用。

【用　法】取药末 15 g 以脱脂棉包裹如小球状，填入患者脐孔窝内，以手往下压紧，外以纱布覆盖，胶布固定之。每天换药 1 次，10 天为一疗程。

【出　处】《中医脐疗》。

降压饼贴脐法

【适应证】原发性高血压。

【药　物】吴茱萸、肉桂、磁石各 30 g，蜂蜜适量。

【制　法】诸药混合研为细末，密封保存。临用时每次取末 5 ~ 10 g，调蜂蜜使之软硬适度，制成药饼两个备用。

【用　法】取药饼两个分别贴于患者脐中 (神阙穴)、涌泉穴上，用胶布固定，再以艾条悬灸 20 分钟，每日 1 次，10 次为一疗程。

肚脐外敷降压民间验方

降压苦芝敷贴神阙穴

将中成药"安脑丸"（主要成分为苦瓜、灵芝等）加溶剂及透皮剂制成糊状，取 1 丸之 1/10 量敷于神阙穴，上覆胶布，3～5 天换药 1 次，5 天为一疗程。

平肝降压敷贴神阙穴

药物组成：钩藤 15 g，菊花 15 g，蒺藜 15 g，川芎 15 g，冰片 15 g。

制用方法：将钩藤、菊花、川芎经提取精制成浸膏，烘干，粉碎。冰片研细，过 80 目筛。以 PVP、PVA 为骨架型辅料，将药物细粉及冰片以 75% 乙醇溶解，搅匀，经冷冻复解冻制成药物储库，覆以背衬层及保护膜，分割成 3 cm×3 cm 大小即得。用时将贴片保护膜撕去，贴敷于神阙穴，每周贴敷 2 次，15 天为一疗程。

脐压散治疗高血压

脐压散：胆汁制吴茱萸 500 g，龙胆草醇提物 6 g，硫黄 50 g，醋制白矾 100 g，朱砂 50 g，环戊甲噻嗪（环戊噻嗪）175 mg。将以上药物混合研极细粉末备用。每次用药粉 200 mg 左右，倒入脐窝内，敷盖棉球，外用胶布固定。每周更换 1 次。

附子芎棱膏敷贴神阙穴

用附子、川芎、三棱等，根据药典炮制方法制成药膏，取神阙穴，常规消毒后敷本药膏，以桑皮纸和橡皮膏固定，每周敷贴 2 次。

脐疗粉敷贴神阙穴

用脐疗粉（吴茱萸、川芎各等份，共研细末）5～10 g，放在消毒后的神阙穴上，外用麝香止痛膏固定，3 天换药 1 次，1 个月为一疗程。

吴茱萸敷贴神阙穴

用治疗高血压60例，效果较著。将吴茱萸研细末，过筛，每晚临睡前取10～20 g用醋调，纳入脐中，上用麝香虎骨膏固定，3天换敷1次，1个月为一疗程。

吴茱萸芎芷粉敷贴神阙穴

用吴茱萸、川芎、白芷各30 g共研细末装入瓶内密封备用，每次取15 g用脱脂棉薄裹成小球紧压于脐窝，外用胶布固定，每天换药1次，10天为一疗程。

附芎三七膏敷贴神阙穴

用附子、川芎、三七制成药膏敷神阙穴，每周2次，10次为一疗程。

腹部（气海、关元穴）贴敷降压法

中药：附子、吴茱萸、蛇床子、木香、肉桂各等份。

方法：上述药物适量，共研细末，混合均匀，密闭备用。每次取药末适量，用姜汁调成糊状，分别贴于穴位上，外用胶布固定。每日或隔日1次，每次贴敷12小时。

方解：附子辛，热，有毒，归心、肾、脾经，有回阳救逆、补火助阳、散寒止痛的功效；蛇床子辛、苦，温，有小毒，归肾经，有温肾壮阳、燥湿、祛风、杀虫的功效；木香辛、苦，温，归脾、胃、大肠、胆经，有行气、调中、止痛的功效，其挥发油中的某些内酯及去内酯油有降血压的作用，使外周血管扩张及心脏抑制；肉桂辛、甘，热，归肾、脾、肝、心经，有补火助阳、散寒止痛、温通经脉的功效，对外周血管有直接扩张作用。

高血压病的拔罐疗法

拔罐疗法是以罐为工具，利用燃烧排除空气，造成负压，使罐吸附于施术部位，产生温热刺激并造成瘀血现象的一种方法。拔罐疗法经常和针灸疗法配合使用，其作用与灸法有相似之处，具有温经通络、祛湿散寒、行气活血、消肿止痛的作用，可作为高血压病的辅助治疗方法。

高血压病拔罐的操作方法

拔罐

闪火法

用镊子或止血钳夹住燃烧的乙醇棉球，在火罐内壁中段绕一圈后，迅速退出，然后将罐罩在施术部位。此法比较安全，不受体位限制，也是临床应用最多的一种方法。

投火法

将小纸条或棉签蘸乙醇点燃后，投入罐内，不等纸条或棉签烧完，迅速将火罐罩在应拔的部位上。将纸条或棉签长燃的一端向下，可避免烫伤皮肤。

贴棉法

用 1 cm² 米的棉花一块，不要过厚，略浸乙醇，贴在罐内壁上中段，以火柴点着，罩于选定的部位上，即可吸住。

架火法

用一不易燃烧及传热的块状物，直径 2 ~ 3 cm，放在应拔的部位，上置小块乙醇棉球，点燃后将火罐扣上，可产生较强的吸力。

抽气法

将抽气罐紧扣在需要拔罐的部位上，用注射器从橡皮塞里抽出瓶内空气，使之产生负压，即能吸住。本法容易掌握，负压的大小能够调整，基本不受施术部位的限制。

留罐

闪罐、走罐、刮罐的治疗时间，以局部或罐下皮肤出现潮红或红豆点的丹痧、痧斑、瘀斑等为度；而其他罐法，则因方法不同的要求，可局部潮红、紫斑、肿胀，甚至局部灼热疼痛、抽拉感等，针罐的感觉、出血等都是留罐时间的决定因素。一般留罐 10 ~ 20 分钟。

使用大罐则留罐时间稍短，使用小罐则时间稍长；年轻力壮可留罐时间长些，年老体弱或儿童可时间短些；新病、轻症、麻痹等留罐时间短，旧病（慢性病）、重病、疼痛等留罐时间长；头、面、颈、肩、上肢留罐时间短，腰背、臀部、腹部、下肢留罐时间长。这些都是灵活的，应结合患者的耐受程度和病情而定。

起罐

当某个穴位、部位拔罐治疗完毕后起罐时，医者应双手配合，一手握罐将其稍倾斜，另一手拇指靠近罐口缘处挤压皮肤，使气体流入罐内，自然松落，不可生拉硬拔，以免损伤皮肤、产生疼痛。贮水或药液拔罐时，需注意防止液体漏出，特别是应拔部位为水平面（如患者俯卧位，在其背部拔罐）时，应先将拔罐部位调整为侧位再起罐，也可在罐的一侧涂少量温水（如腰部拔罐时，在腰的左侧或右侧涂水），然后将罐移向涂水的一侧，使罐口从朝下的方向转为朝上再起罐。

起罐后，局部皮肤常出现水蒸气，可用棉球擦干；皮肤下出现紫红斑点属正常反应，无须特别处理。

若局部有水疱，可用无菌针刺破，抹干后涂甲紫即可；若局部绷紧不适，轻轻按揉，使其放松；皮肤干皱或裂纹，涂少许植物油或刮痧植物油即可；

针刺与拔罐法配合应用时，起罐后若针孔出血，宜用消毒干棉球拭净，或用消毒敷料覆盖伤口；应用走罐法起罐后，应擦净润滑剂。

治疗全部结束后，患者休息 5～10 分钟，避风寒，以确保疗效。

高血压病拔罐的治疗方法

【取穴】

主穴：曲池、风池、足三里。

配穴：肝阳上亢者，加太阳、风府、阳陵泉；痰湿阻脉者，加丰隆、阴陵泉；瘀血内停者，加膈俞、血海；肝肾阴虚者，加肝俞、肾俞；阴阳两虚者，加太溪、关元；气血亏虚者，加脾俞、气海。

【方法】

走罐法

先将润滑液涂于背部，再将玻璃灌口涂匀，用闪火法将罐吸于督脉、足太阳膀胱经穴位处，用走罐法。一般每条经脉往复走罐 10～20 次，每日或隔日 1 次。

单纯拔罐法

留罐 15～20 分钟，每日或隔日 1 次，10 次为一疗程。

留针拔罐法

先用毫针刺入得气后，留针拔罐 15～20 分钟，每日或隔日 1 次，10 次为一疗程。

刺络拔罐法

先用三棱针点穴，以微出血为度。然后拔火罐，留罐 1～20 分钟，每日或隔日 1 次，10 次为一疗程。

高血压病拔罐疗法的注意事项

1. 患者要有舒适的体位，应根据不同部位，选择不同口径的火罐，注意选择肌肉丰满、富有弹性、没有毛发和骨骼凹凸的部位，以防掉罐。拔罐动作要做到稳、准、快。

2. 高热抽搐患者，或皮肤有溃疡、水肿及大血管部位，不宜拔罐；孕妇的腹部和腰骶部，也不宜拔罐。

3. 常有自发性出血和损伤后出血不止的患者，不宜使用拔罐法。

4. 如出现烫伤，小水疱可不必处理，任其自然吸收；如水疱较大或皮肤有破损，应先用消毒毫针刺破水疱，放出水液，或用注射器抽出水液，然后涂以甲紫，并以纱布包敷，保护创口。

高血压病的按摩疗法

在手或肢体的其他部分，按照各种特定的技巧和规范化的动作，以力的形式在体表进行操作的一种方法，称按摩疗法，亦称"推拿疗法"。

高血压病常用按摩手法

按照手法的动作形态，可把常用的按摩手法归纳为六大类：摆动类、摩擦类、振动类、挤压类、叩击类、运动关节类。兹介绍与高血压病治疗有关的几种主要手法。

摩法

【动作要领】

指摩法：指掌部自然伸直，并拢，腕关节微屈，将示、中、环、小指的末节面附着于治疗部位，沉肩、垂肘，以肘关节为支点，前臂主动摆动，带动腕、指在体表做环旋摩动。

掌摩法：手掌自然伸直，腕关节背伸，将手掌平放在治疗部位，以掌心或掌根为着力点，连同前臂一起做环旋摩动。

【注意事项】

1.操作时着力部位要紧贴皮肤，动作要稳。

2.本法操作必须暴露治疗部位。

【临床应用】摩法刺激柔和舒适，适用于全身各部，以胸腹及胁肋部常用。腹部应用，具有和中理气、消食导滞、调节胃肠蠕动等功能；胸胁部应用，具有宽胸理气、宣肺止咳的功能；腰背、四肢部应用，具有行气活血、散瘀消肿之功；少腹部应用，具有温宫散寒、补益肾气之功。

推法

【动作要领】用指、掌、肘着力于一定的部位上，做单向的直线运动。根据着力部位的不同，分为指推法、掌推法、肘推法。

【注意事项】

1.在治疗部位涂少量润滑剂，着力部位要紧贴体表的治疗部位，做直线运动，不可歪斜。

2.操作时向下的压力要适中，过轻无治疗效果，过重易引起皮肤折叠而发生破损。

3.推进的速度宜缓慢，约 50 次 / 分。

【临床应用】可在人体各部位使用。有温经通络、活血止痛、健脾和胃、调和气血之功。指推法适于肩背、胸腹、腰臀、四肢部；掌推法适于面积较大的部位，如腰背、胸腹及大腿部；肘推法是刺激最强的一种，适于腰背脊柱两侧华佗夹脊穴及大腿后侧，常用于体形壮实、肌肉丰厚及脊柱强直或感觉迟钝的患者。

按法

【动作要领】

指按法：用拇指指端或指腹按压体表。

掌按法：用单掌或双掌重叠按压体表。

【注意事项】

1.操作时着力部位要紧贴体表，不可移动。
2.用力要由轻到重，不可用暴力。

【临床应用】按法在临床上常与揉法结合，组成"按揉"手法，具有放松肌肉、开通闭塞、活血止痛的作用。指按法适用于全身各部穴位；掌按法常用于腰背部和腹部，用于治疗各种急、慢性痛症，如胃脘痛、头痛、牙痛、胆绞痛、肢体酸痛麻木等病症。

点法

【动作要领】

拇指点：用拇指指端点压体表。

屈指点：有屈拇指（用拇指指间关节桡侧点压体表）或屈示指点（用示指近侧指间关节点压体表）。

【注意事项】

1. 操作时点压的方向要垂直向下。
2. 用力要由轻而重，平稳持续，力量逐渐增加。
3. 本法结束时，继以揉法，不宜突然松手。

【临床应用】 本法刺激很强，常用在肌肉较薄的骨缝处。具有开通闭塞、活血止痛、调整脏腑功能的作用。

拿法

【动作要领】

用拇指和示、中两指，或用拇指和其余四指作相对用力，在一定的部位和穴位上进行节律性地提捏。

【注意事项】

1. 操作时，用力要由轻而重，不可突然用力，动作要缓和而有连贯性。
2. 操作时腕关节放松，动作灵活而柔和。
3. 着力面为螺纹面，不可用指甲内扣。

【临床应用】 因本法刺激较强，临床上常配合揉搓等手法，以缓和刺激。本手法具有祛风散寒、开窍止痛、舒筋通络等作用，运用相当广泛，常用于头部、颈项部、肩背部和四肢。

【动作要领】 术者用手指指腹或手掌紧贴在体表上，稍用力向下按压，然后带动肌肤做轻柔缓和的回旋转动。

中指揉：中指伸直，示指搭于中指远端指间关节背侧，腕关节微屈，用中指指腹着力于一定的治疗部位，以肘关节为支点，前臂主动摆动，带动腕关节摆动，使中指指腹在治疗部位上做轻柔的小幅度环旋运动。

鱼际揉：术者沉肩、垂肘、腕关节放松，呈微屈或水平状，拇指内收，四指自然伸直，用鱼际附着于治疗部位，稍用力下压，以肘关节为支点，前臂做主动摆动，带动腕部，使鱼际在治疗部位上做轻柔和缓的环旋转动，并带动该处的皮下组织一起运动。

掌揉法：术者用手掌掌根附着于治疗部位或穴位，稍用力下压，腕关节放松，以肘关节为支点，前臂做主动摆动，带动腕及手掌连同前臂做小幅度的回旋运动，并带动该处的肌肤一起揉动。

【临床应用】本手法着力面积大，且柔软舒适，刺激更为柔和，老幼皆宜。临床上常用于面部、胸腹部、胁肋部、四肢关节。常用掌根揉法和鱼际揉法。

治疗方法

肝阳上亢

【取穴及部位】风池、肩井、风门、心俞、肝俞、腰阳关、肾俞、环跳、秩边、委中、阳陵泉、承山、太冲、太阳、风池、百会、曲池、内关、足太阳膀胱经部位、背部、腓肠肌及四肢肌肉、肩颈部、足跟。

【手　　法】推、按、揉、提、叩等。

【操　　作】

1.患者取俯卧位，医者位于患者右侧，用小鱼际沿足太阳膀胱经走行从肩颈部推至足跟，反复3～5次；同时点按风池、肩井、风门、心俞、肝俞、腰阳关、肾俞、环跳、秩边、委中、阳陵泉、承山诸穴，每穴持续按压1分钟，以局部酸胀、得气为度。

2.再用双手揉、提背部肌肉及双下肢腓肠肌3～5次，使患者肢体麻木减轻。体质较强者，可施以重手法。

3.患者取仰卧位，医者位于患者左侧，双手拇指揉、推太阳穴至风池穴，再推至耳后，手不离头，用力均匀、缓慢，共施术10次以上；并按揉上述两穴各3分钟，然后揉按曲池、内关、太冲穴，每穴按压1分钟。

4.最后，医者小指侧略弯曲，连续叩打全身及四肢肌肉，使周身放松，有利于降低血压。

痰浊阻脉

【取穴及部位】桥弓、印堂、太阳、百会、风池、风府、大椎、肝俞、天突、膻中、中脘、神阙、关元、肩井、眉弓、腹部、肩部。

【手　　法】按、推、抹、拿等。

【操　　作】

1.患者取坐位，医者位于患者身前，用拇指自上而下推两侧桥弓，每侧按压1分钟；然后用拇指禅推法，从印堂向两侧太阳，分别推4～5次。

2.患者取仰卧位，医者位于患者左侧，四指微屈曲，用示指外侧推、抹眉弓（沿眼眶）约3分钟，按、揉百会、风池诸穴，每穴持续操作2～3分钟。

3.点接天突、膻中两穴；再沿顺时针方向按揉腹部，重点按压中脘、神阙、关元等穴；继以右手拇指按揉足三里、丰隆两穴各1分钟，以得气为度。

4.患者取俯卧位，医者位于患者右侧，用拇指禅推法沿大椎向下，反复操作5分钟；再以拇指揉按风府、大椎、肝俞诸穴，每穴持续操作1分钟，以得气为度；然后用双手捏起肩部皮肤，用拿法施术于肩井穴3～5分钟。

瘀血内停

【取穴及部位】风池、肩井、内关、曲池、太阳、印堂、血海、阳陵泉、三阴交、大椎、膈俞、膏肓、肝俞、颈项部、肩部、腓肠肌。

【手　　法】提、拿、拔伸、按、揉、推等。

【操　　作】

1.患者取坐位，医者位于患者背后，用双手拇指和示指关节提、拿两侧风池、肩井穴各3分钟；然后右手拇指和四指用力揉拿颈项及背部，反复施术5～10次；继以颈部拔伸法，双手托住患者颈部及下颌，双肘抵住患者双肩，用力向上提拔牵引，亦左右慢慢旋转，反复3～5次，每次持续1分钟，以颈部舒适，头晕、头痛减轻为度。

2.患者取俯卧位，医者位于患者左侧，按揉内关、曲池、太阳、印堂、血海、阳陵泉、三阴交诸穴，每穴持续按压1分钟，以得气为度。

3.患者取俯卧位，医者位于患者右侧，按揉或以拇指禅推法施术于背部及大椎、膈俞、膏肓、肝俞穴，反复施术3～5分钟；然后揉、拿双下肢腓肠肌3分钟，以得气为度。

气血亏虚

【取穴及部位】合谷、内关、曲池、足三里、三阴交、中脘、关元、太阳、头维、印堂、百会、风池、眉弓。

【手　　法】按、揉、推、摩等。

【操　　作】

1.患者取仰卧位，医者位于患者左侧，按揉内关、曲池、合谷、足三里、三阴交诸穴，每穴持续按压1分钟，以得气为度；然后用腹部掌摩法，沿顺时针方向团摩中脘、关元两穴，手法宜轻而持久，施术约5分钟，以胃腑热感下达两股及涌泉穴为佳。

2.患者取坐位，医者位于患者背后，用拇指按揉百会、太阳、风池穴各1分钟，以得气为度；然后用拇指或示指指端，沿眉弓从印堂向左右推至太阳，向上推至头维穴，反复施术5～10次。

肾精亏虚

【取穴及部位】风池、风府、命门、大椎、肝俞、肾俞、百会、太阳、头维、攒竹、印堂、迎香、角孙、睛明、中脘、神阙、关元、眉弓、发际、涌泉、膀胱经部位、颈部。

【手　　法】按、揉、推、擦、摩、抹、扫散等。

【操　　作】

1.患者取俯卧位，医者位于患者右侧，按揉风池、风府穴及颈项部各1分钟，以颈部舒适为度；然后用拇指禅推法自风府，沿督脉经走行部位缓慢推至命门穴，并按揉风府、大椎、肝俞、肾俞、命门诸穴，每穴按摩1分钟；当推至腰部命门穴时，用小指横擦肾俞、命门一线，以局部透热为度。

2.患者取仰卧位，医者位于患者头顶，以拇指点按百会穴3分钟，以得气为度；然后用推、抹法自太阳穴向印堂穴推3分钟，先推眉弓、发际，再推眶下、迎香穴数十次，并按揉太阳、头维、攒竹、发际、眉弓、印堂穴各1分钟，以得气为度；继以拇指扫散法施术于角孙、睛明穴共3分钟，使头部清利，双目明亮；最后，用掌根或小鱼际运摩腹部，沿顺时针方向自中脘向神阙、关元穴摩动约10分钟，以腹部温热感为度。

3.患者取仰卧位，医者位于患者足部，一手托住足背，另一手反复搓擦足底涌泉穴约3分钟，以透热为度。

高血压病自我保健按摩

【按摩方法】高血压病患者可按以下介绍的"自我推拿降压保健操"，每日依法操作两次，可以起到防治高血压病的作用。

预备势

闭目静坐，双手扶膝，呼吸均匀，舌舐上腭。

动作

1. 明目。两示指指端分别放在左、右攒竹穴，两拇指端分别放在左、右太阳穴，双手同时做环状揉动。

2. 平肝。中指指端放在百会穴，两拇指指端分别放在率谷穴上，双手同时做前后揉按。

3. 止眩。两中指指端分别放在左、右风池穴，两示指指端分别放在左、右天柱穴，双手同时做左右拨动。

4. 醒脑。双手掌向着面部，手指微屈，十指分开，指端紧贴头皮，由前发际向后发际慢慢移动；当拇指移动至风池穴时，则双手拇指指端在左、右风池穴上做环形揉动。

5. 降压。先将右手鱼际放在左桥弓穴上端，然后做前臂的旋转，只能做由上至下的动作；再将左手鱼际放在右桥弓穴上端，操作方法同右手。

6. 清热。先将右手拇指指面放在左曲池穴上，在该穴做揉法；再将左手拇指指面放在右曲池穴上，操作方法同右手。

7. 养心。先将右手拇指指面放在左内关穴上，在该穴做揉法；再将左手拇指指面放在右内关穴上，操作方法同右手。

8. 调气。先两肘微屈，手下垂，两上肢慢慢上举至手与眼平，同时吸气；当手与眼平后，再慢慢放下，同时呼气。

【注意要点】

1. 本操以选择坐势为好，站势也可，但在做预备势时，要防止跌跤。

2. 患者一般每日做操 2 次，每次做 2 遍；也可根据实际情况进行增加，或选择其部分动作，在对穴位刺激时，不宜过强过弱，有一定的酸胀感即可。

3. 本操每节动作要求做 4 个八拍。但在"醒脑"中，前一半动作是在第 1 ～ 4 节拍中完成，后一半在第 5 ～ 8 节拍中完成；"降压""清热""养心"中，右手动作是在第 1 个和第 3 个八拍中完成，左手动作是第 2 个和第 4 个八拍中完成；"调气"中，吸气、提臂动作是在每个八拍中第 1、2、5、6 节拍中完成，呼气、提臂动作是在每个八拍中第 3、4、7、8 节拍中完成。

四

高血压病患者的饮食调养

正常饮食是维持健康和生命最基本的条件，不正常的饮食又是导致疾病、危害生命的元凶，对高血压病患者而言，饮食作用的利害两面性更为突出。大量流行病学调查资料证实，某些不良的饮食习惯与高血压病及其并发症的发生发展有着密切的关系，而通过日常饮食的合理调养，则可在一定程度上达到稳压调压的效果，减少降压药物的用量和副作用，降低高血压病的并发症。

高血压病的食物疗法

食物疗法，是指以营养学为基础，根据各种疾病的营养需要，应用日常食物，通过饮食的调理来防治疾病的一种自然疗法。我国现有最早的药物学专著《神农本草经》中，就有许多作为药用食物的记载，我国历代医家十分重视饮食与疾病关系的研究，留下了许多相关文献。近代食物疗法发展更快，内容更丰富，方法亦更加科学。因此，食物疗法作为一种简便、有效的自然疗法，越来越受到医务工作者和高血压病患者的关注和喜爱。

有关食物的基本知识

性味

每种食物有其不同的属性和滋味，中医有性味的说法。

性。是指食物具有的不同属性，包括寒、凉、温、热、(平)等，习称"四气"。食物性质是从食物作用于身体后产生的反应中概括出来的，其属性一般可以通过其功效来反映，如具清热作用的食物其性寒凉，具寒凉特性的食物多有清热润燥、生津等作用。

味。即滋味，包括口尝及理论推测两方面。口尝是通过人们的味觉器官直接感受到的，如生姜味辛、白糖味甘、海带味咸等；所谓理论推测，是指某一物质具有某种味道，临床上能治疗某种病证，但口尝却无这种感受。食物的味包括辛、甘、酸、苦、咸(涩、淡)5种，习称"五味"。

功效

食物的功效是对食物的预防、治疗、保健等作用和疗效的直接概括，是食物治疗疾病的主要依据。一种具体的功效，往往能综合反映一种食物性能的多个方面。每一种食物都具有中药学理论意义上的功效，这些功效大致可以概括为以下几类：

（1）**协调阴阳**：如河虾能壮阳，银耳能滋阴，葱白能通阳。

（2）**调理气血**：如菠菜能养血，黄豆能益气，萝卜能行气，醋能活血。

（3）**调整脏腑**：如蜂蜜能润肺，海参能补肾，洋葱能和胃，百合能清心。

（4）**祛邪除病**：如菠萝能清暑，酒能散寒，鸽肉能祛风解毒，海带能消痰等。

食疗是通过调整全身功能而起到治疗作用的，有针对性地选用具有不同功效的食物来祛除病邪、消除病因，纠正阴阳的偏盛偏衰，恢复脏腑功能的协调，即能促使病体恢复正常，增强身体的抗病能力和适应能力，保持身体健康，延长寿命。

按照我国人的饮食习惯，进食方式主要有食用和饮用，食用是主要的，如白米饭、面条、馒头之类等。饮用是次要的，如喝酒、饮茶等。

食物既可单用，如炒菠菜，亦可联用，如三仙饮、八宝饭；也有药膳相兼者，如生姜、红糖以沸水浸泡代茶饮。

食品类型、食品种类很多，食用方法也很多，我国传统饮食，见表4-1。

表4-1　我国传统饮食

种类	形态	功用
米饭	一般以白米、糯米为主，蒸食用等	具有补气益脾、养血的作用
粥食	以白米、糯米、玉米、小米为主，加水煮成半流质状等	适用于病后、身体虚弱进行调补
汤羹	多以肉、蛋、奶、鱼、银耳为主	主要起补益滋养作用
菜肴	多以蔬菜、肉类、禽蛋、鱼虾进行凉拌、蒸、焖、炒、卤、烧、炖、焯等	
汤水	是以某种物质加入多量的水进行煨、炖而成，如排骨汤、银耳汤等	
饮料	是将某种用料合干燥糖分制成干燥颗粒状散剂，如橘汁精、酸梅晶等	
酒	一般以粮食或葡萄经发酵制成	酒具有散寒、活血、温胃、利尿、助药力的作用

高血压病患者的饮食原则

高血压病饮食治疗的方法繁多，因此必须掌握本病饮食调养的基本原则，正确选择适合自己的调养方法，才不至于发生大的失误。现将其基本原则介绍如下。

调控摄入营养和热量

体重超重和肥胖是导致高血压病发生发展的主要原因之一，而造成超重的主要原因又与日常热量的过多摄取密不可分。长期饱食、美食，摄取的热量超过人体的需要，多余的热量就会转化为脂肪贮存于体内，从而导致体重超重或肥胖。有研究表明，体重超过正常范围 25 kg 的肥胖者，其收缩压可高于正常人 10 mmHg，舒张压高于正常人 7 mmHg。因此，作为防治高血压病的重要一环，就是控制营养的摄取，以保持正常的体重。

关于如何控制热量摄取的问题，大多数学者只是根据成人的不同性别，提出每日摄取热量的标准，如男性为 1400 cal，女性为 1200 cal。

但是，由于每个人的体质、肥胖程度、基础代谢、工作和运动强度等都不尽相同，而且工作和运动的强度还经常变动，规定统一的营养热量摄取标准，显然很不科学。

即使有合理的标准，实行起来也很困难。由于饮食种类繁多，计算各种饮食中所含的热量，对营养专家来说都是难题，何况没有营养学知识的普通患者，因此每个患者可根据自己的实际情况，以体重的增减为依据，调节热量摄取的多少。如体重继续上升，说明摄取的热量过多，就应当设法减少饮食量；若体重下降过快过多，说明热量摄取不足，应适当增加摄取量，使体重保持正常范围。

食物宜清淡少油腻

含脂肪和糖分高的食物因热量较高，多吃容易导致肥胖。尤其是过食动物性脂肪多的食物，还易引起血液中的胆固醇升高，导致动脉粥样硬化，促使高血压病的发生与发展。大多数的蔬菜含维生素、矿物质和纤维素较多，热量较低，不仅不容易导致肥胖，还对减肥、通便、解毒、保持血管弹性和稳定血压，有明显的作用。因此，对高血压病患者来说，日常饮食应适当多吃蔬菜，少吃肥甘油腻食物，如动物性食物（特别是肥肉）、糖果点心、甜饮料、油炸食品等。

避免大量冷饮冷食

大量冷饮、冷食不仅容易损伤肠胃，引起胃痛、腹痛、腹泻等消化道病症，而且容易反射性地引起全身血管收缩，使血压上升。因此，高血压病患者应特别注意，即使在炎热的夏天，也不可大量冷饮、冷食，以免加重病情。

至于一般人须遵循的共同原则，如进食时宜规律合理，营养成分宜搭配均衡，食物性味的选择应因人、因地、因时制宜，注意饮食卫生等，高血压病患者也不例外。

控制食盐摄取量

控制食盐摄取量对防治高血压病非常重要，但要真正做到这一点，对每个患者来说不是一件容易的事。它不仅需要患者有一定的毅力，而且需要有合理的饮食习惯和方法。否则，就很难奏效。

少吃腌制的和含盐多的食物

如咸菜、榨菜和腌制的鱼、肉、肠、蛋等食品，都含有大量的盐分，稍不注意就会造成食盐摄入量过多。此外，梅干、牛植物油、芝士、豆瓣酱、酱豆腐等，含盐量也比较多，应少吃为佳。

烹调菜肴时应后放盐

烹调菜肴时控制食盐的用量，是防止食盐摄取过量的关键环节，而传统的烹调方法是先放盐，让味道充分进入到菜里，这种方法用盐量较多，故可待菜肴煎、炸、炖、炒后再放盐，或当时不放盐，进餐时再放盐拌匀，就像吃凉拌菜一样，可以起到用盐虽少而味道不淡的效果。

巧用多种调味品

在烹调菜肴或进餐时，采用多种调味品来替代食盐，这样既可起到调节口味和增加食欲的作用，又能达到控制食盐摄取量的目的。如以醋调味就是一种很好的办法，大葱、大蒜、生姜、辣椒、香菜、咖喱、五香粉等，只要使用得当，都可发挥很好的调味作用。

利用适度的焦香味

某些经过熏烤煎炸的食物，如烧鱼、熏鸡、炸鸡块、烤鸭等，都带有一定的焦香味，可以刺激味觉，引起食欲。因此在熏烤煎炸时，可尽量少放盐或不放盐，以起到控制放盐量过多的效果。

高血压病调养要辨证施膳

肝阳上亢型

天麻蒸乳鸽

【用料】天麻10 g，乳鸽1只，鸡汤200 ml，绍酒、姜、葱、酱油各5 g。

【制法】

1.先用淘米水浸泡天麻3小时，切片；宰杀乳鸽，除去毛、内脏及爪；姜切片，葱切花。

2.把酱油、绍酒、盐抹在乳鸽上，将乳鸽放入蒸碗内，加入鸡汤，放入姜、葱和天麻片。

3.将蒸碗置于蒸笼内，用猛火蒸约1小时即成。

【用法】每日1次，每次吃半只乳鸽和天麻，喝汤。

【功效】平肝息风，定惊潜阳。

牡蛎鲫鱼汤

【用料】牡蛎粉10 g，鲫鱼250 g，豆腐100 g，鸡汤500 ml，青菜叶150 g，绍酒、姜、葱、酱油各5 g。

【制法】

1.把鲫鱼去鳞、腮、内脏，洗净；豆腐切4 cm长、3 cm宽的块；姜切片，葱切花，青菜叶洗净。

2.把酱油、盐、绍酒抹在鲫鱼身上，将鲫鱼放入炖锅内，加入鸡汤，放入姜、葱和牡蛎粉，烧沸后加入豆腐，用文火煮30分钟，再下入青菜叶即成。

【用法】每日1次，佐餐食用，吃鱼、豆腐、青菜叶，喝汤。

【功效】平肝潜阳，降压止痛。

粟米须炖甲鱼

【用料】粟米须30 g，甲鱼1只（250 g），绍酒5 g，姜5片，葱、盐各5 g。

【制法】

1.将甲鱼宰杀后，去头、爪和内脏；粟米须洗净，装入纱布袋内，扎紧口。

2.将甲鱼、药袋共同放入炖锅内，加姜、葱、盐、绍酒及300 ml清水，置猛火烧沸，再用文火炖煮至熟即成。

【用法】每日 1 次，每次吃甲鱼肉 50 g，喝汤。

【功效】养阴潜阳，平肝降压。

猪蹄粟米须姜葱汤

【用料】猪蹄 1 只，粟米须 15 g（鲜者 30 g），姜 5 g，葱、盐各 5g。

【制法】

1. 先将猪蹄洗净，去毛，一切两半；将粟米须洗净，捆成一把；姜切片，葱切段。

2. 把猪蹄放在炖锅内，加入粟米须、姜、葱、盐，加清水 1000 ml，猛火烧沸后打去浮沫，用文火炖煮 1 小时即成。

【用法】每日 1 次，吃猪蹄半只，喝汤。

【功效】补气血，平肝阳，降血压。

瘦肉山楂降压汤

【用料】猪瘦肉 250 g，山楂 15 g，植物油 20 g，鸡汤 500 ml，姜 5 片，葱、盐各 5 g。

【制法】

1. 瘦猪肉洗净，去血水，切成长 4 cm、宽 2 cm 的肉块；洗净山楂，姜切片，葱切段。

2. 把锅置中火上烧热，加入植物油，烧五成熟时，下入姜、葱爆香，加入鸡汤，烧沸后下入猪肉、山楂、盐，用文火炖 50 分钟即成。

【用法】每日 1 次，每次食瘦肉 50 g，喝汤 100 ml。

【功效】滋阴潜阳，化食消积，降低血压。

花蛇双耳汤

【用料】白花蛇 15 g，银耳、黑木耳各 20 g，大蒜 10 g，姜、葱、盐各 5 g，植物油 20 g。

【制法】

1.把蛇烘干，打成细粉；银耳、黑木耳水发去根撕成瓣；把大蒜去皮切片，姜切片，葱切花。

2.把炒锅置猛火上烧热，加入植物油，烧至五成熟时，加大蒜、姜、葱爆香，加入鸡汤 500 ml，放入银耳和黑木耳及蛇粉。

3.把炒锅烧沸，再用文火煮 30 分钟即成。

【用法】加入胡椒粉调味，佐餐食用。

【功效】息风通络，降低血压。

枸杞子桑菊茶

【用料】枸杞子 12 g，桑叶 9 g，菊花 9 g，决明子 6 g，白糖 20 g。

【制法】

1.将枸杞子、桑叶、菊花、决明子去杂质洗净，放入炖杯内，加水 300 ml。

2.把炖杯置文火中烧沸，用文火煎煮 15 分钟，滤出汁液。

3.另加水 200 ml，再煮 10 分钟。

4.合并两次煎液，加入白糖拌匀，再烧沸即成。

【用法】代茶饮用。

【功效】疏风清热，平肝明目，降血压。

痰浊阻脉型

薏苡仁饭

【用料】薏苡仁 50 g，白米 250 g。

【制法】

1. 把薏苡仁、白米淘洗干净，除去杂质。

2. 把薏苡仁、白米同放入电饭煲内，加水适量，如常规煲饭，煲熟即成。

【用法】每日 1 次，早、晚餐食用。

【功效】健脾利湿，化痰降压。

山楂番茄汤

【用料】山楂 15 g，番茄 150 g，上汤 300 ml，姜、葱、盐各 5g，植物油 20 g。

【制法】

1. 山楂洗净、番茄洗净，切块；姜切片，葱切段。

2. 植物油放入热锅内，烧至五成熟时加入姜、葱爆香；再加入上汤 300 ml，放入番茄、山楂、盐，用猛火烧沸，文火煮 30 分钟即成。

【用法】每日 1 次，佐餐食用。

【功效】消食散瘀，降脂降压。

柿子决明饮

【用料】鲜柿子 2 个，决明子 15 g。

【制法】

1. 决明子打碎，用水煎煮 15 分钟，取汁液 100 ml，待用。

2. 鲜柿子去皮，用纱布或食物处理器绞取汁液，将柿子汁与决明子汁液混匀即成。

【用法】每日2次，饮完。

【功效】清热祛湿，降低血压。

杏苓炸全蝎

【用料】杏仁15g，茯苓30 g，全蝎30只，面粉、生粉各30 g，盐10 g，鸡蛋1枚，植物油500 g（实用50 g）。

【制法】

1.把茯苓打成细粉，杏仁打成粉，全蝎洗净，除去盐分，沥干水分，待用。

2.把全蝎放入盆内，加入茯苓粉、面粉、杏仁粉、生粉、盐，打入鸡蛋拌匀挂浆，加少许水。

3.把锅置于猛火上烧热，加入植物油烧九成熟时，入全蝎。

4.把全蝎逐个炸黄，熟透即成。

【用法】佐餐食用，每次食全蝎2～3只。

【功效】通经络，祛瘀血，降血压。

银楂茶

【用料】金银花10 g，山楂6 g，白糖10 g。

【制法】

1.把金银花洗净，去杂质；山楂洗净，去核，切片。

2.把金银花、山楂、白糖放入炖杯内，加水150 ml。

3.把炖杯置猛火上烧沸，再用文火煎煮10分钟即成。

【用法】每日代茶饮用。

【功效】清热解毒，降低血压。

气血亏虚型

淮山药茯苓糕

【用料】淮山药 500 g，茯苓 50 g，面粉 250 g。

【制法】

1. 把淮山药、茯苓烘干，分别打成粉，与面粉混匀。

2. 把茯苓、面粉混匀，加入发酵粉，用清水揉成面团发酵，发好后制成 3 cm 见方的糕状。

3. 把面糕上笼，用猛火蒸熟即成。

【用法】每日 1 次，早餐食用。

【功效】健脾补气，宁心安神。

黄芪苓枣粥

【用料】黄芪、大枣各 30 g，茯苓 20 g，白米 150 g。

【制法】

1. 把茯苓烘干，打成细粉，黄芪洗净，切片，白米淘洗干净。

2. 把白米放锅内，加水 500 ml，放入黄芪片，把锅置火上烧沸；改用文火煮 30 分钟，再投入茯苓粉、大枣，煮沸 5 分钟即成。

【用法】每日 1 次，早餐食用。

【功效】补养气血，除湿降血压。

太子地山楂粥

【用料】太子参 10 g，熟地黄 15 g，山楂 10 g，白米 100 g。

【制法】

1. 把太子参、熟地黄洗净，去杂质；山楂洗净，去核，切片；白米淘洗干净待用。

2.把白米放在电饭煲内，加入山楂片、太子参、熟地黄，加入水500 ml，如常规煲粥，煲熟即成。

【用法】每日1次，早餐食用。

【功效】健脾补血，益气降血压。

精双参炖水鱼

【用料】黄精、太子参、党参各15 g，水鱼1只（约250 g），姜、葱、盐各5 g，鸡汤250 ml。

【制法】

1.把太子参、黄精洗净去杂质，党参洗净切薄片；水鱼宰杀后，去头及内脏、爪、尾，留鳖甲（鳖鱼盖）；姜切片，葱切段。

2.把水鱼放蒸盆内，加入盐、姜、葱、鸡汤，再在水鱼身上放太子参、党参，盖上鳖甲。

3.把盛水鱼的蒸盆置猛火大气上，蒸30分钟即成。

【用法】每周1次，佐餐食用，吃水鱼喝汤。

【功效】益气补血，降血压。

党参薏仁猪蹄汤

【用料】党参15 g，薏苡仁30 g，猪蹄1只，姜、葱、盐各5 g。

【制法】

1.把党参洗净，切片，薏苡仁洗净，猪蹄除去毛，一切两半，姜切片，葱切段。

2.把猪蹄、党参、薏苡仁同放入炖锅内，加水1000 ml。

3.将炖锅置猛火上烧沸，再用文火煮1小时即成。

【用法】每日 1 次，每次吃半只猪蹄，喝汤。

【功效】补气血，除风湿，降血压。

海参粥

【用料】海参 40 g，大蒜 10 g，白米 100 g。

【制法】

1. 海参水发涨后去肠杂，洗净，顺着切长片；把大蒜去皮，一切两半；白米洗净。

2. 把白米放入锅内，加水 500 ml，置猛火烧沸，加入海参、大蒜，再用文火煮 30 分钟即成。

【用法】每日 1 次，当早餐食用。

【功效】补气血，填精髓，降血压。

山芹淮山药炒肉丝

【用料】淮山药 20 g，芹菜 200 g，猪瘦肉 100 g，鸡蛋 1 只，生粉 20 g，姜 5 片，葱、盐 5 g，植物油 20 g。

【制法】

1. 淮山药洗净，蒸熟，切细丝；芹菜洗净，切 1 cm 长的段；猪瘦肉洗净，切 4 cm 长细丝；姜切丝，葱切段。

2. 鸡蛋、生粉、盐同瘦肉，加水拌匀挂浆。

3. 把炒锅置猛火上烧热，加入植物油，烧五成熟下入姜、葱爆香，随即投入猪瘦肉丝炒匀，加入芹菜、淮山药丝翻炒，断生即成。

【用法】每日 1 次，每次吃瘦肉 30 ～ 50 g，随意吃芹菜。

【功效】健脾补血，益气降压。

肝肾阴虚型

桑葚枸杞子猪肝粥

【用料】桑葚 15 g，枸杞子 10 g，猪肝 50 g，白米 100 g，盐 10 g。

【制法】

1. 桑葚洗净，去杂质；枸杞子洗净，去杂质和蒂根；猪肝洗净，切成薄片；白米淘洗干净，去泥沙。

2. 把白米放入锅内，加清水 500 ml，置猛火上烧沸，打去浮沫，再加入桑葚、枸杞子和猪肝、盐，如常规煮粥，煮熟即成。

【用法】每日 1 次，早餐食用。

【功效】补肝肾，降血压。

芝麻山药羹

【用料】黑芝麻 50 g，山药 50 g，白糖 10 g。

【制法】

1. 黑芝麻去杂质炒香，研成细粉；山药烘干，打成细粉；再将黑芝麻粉与山药粉混匀，待用。

2. 在铝锅内加水 300 ml，置猛火上烧沸，将黑芝麻和山药粉缓慢加入沸水锅内，同时放入白糖，不断搅拌，煮 3~5 分钟即成。

【用法】每日 1 次，每次吃羹 50 g。

【功效】补肝肾，益心脾，降血压。

桑葚大枣饮

【用料】桑葚 15 g，大枣 4 枚。

【制法】

1. 把桑葚洗净去杂质，大枣去核，洗净。

2. 把桑葚、大枣放入炖锅内，加水 200 ml，置猛火烧沸，文火煮 25 分钟即成。

【用法】代茶饮用。

【功效】补肝肾，降血压。

核桃栗子羹

【用料】核桃仁 50 g，栗子 50 g，冰糖 10 g。

【制法】

1. 将核桃去壳留仁，炒香；栗子去皮，炒香，切两瓣，放入铝锅内，加水 200L，置猛火烧沸，再用文火煮 1 小时。

2. 将冰糖打成屑，放入炒勺内，加水 50 ml，置火上熬成糖汁，将糖汁放入核桃栗子羹内，搅匀即成。

【用法】每日 1 次，每次吃羹 50 g。

【功效】补肝肾，降血压。

竹笋百虾扒豆腐

【用料】百合 20 g，竹笋、虾仁各 50 g，豆腐 100 g，姜、葱、盐各 5 g，植物油 20 g。

【制法】

1. 把百合洗净，放入碗内，加水 50 ml 上笼蒸熟待用。

2. 竹笋洗净，发透，去杂质；虾仁洗净；豆腐切 3 cm 见方的块；姜切片，葱切段。

3. 把炒锅放在猛火上，加入植物油，六成熟时，下入姜、葱爆香，加入虾仁、豆腐、百合、盐、竹笋，再加水 50 ml，煮 10 分钟即成。

【用法】每日 1 次，佐餐食用。

【功效】补肝益肾，降低血压。

芭蕉煮鹌蛋

【用料】芭蕉 2 只，鹌鹑蛋 10 个，白糖少许。

【制法】

1. 芭蕉去皮，切成 4 cm 的段，待用。

2. 锅内加入清水 400 ml 烧沸，下入芭蕉，把鹌鹑蛋打入沸水锅内，煮熟即成。加入少许白糖拌匀。

【用法】每日 1 次，每次吃鹌鹑蛋 2 个，芭蕉 5 g。

【功效】补气血，降血压，通便秘。

醋黑豆

【用料】黑豆 200 g，醋 30 g。

【制法】

1. 把黑豆去杂质，洗净，烘干。

2. 将炒锅置猛火上烧热，加入黑豆后改中火，用锅铲不停地翻炒。

3. 听见轻微爆炸声，离开火口。

4. 待响声停止，重将锅置于中火上，加入醋，炒干即成。

【用法】每日 2 次，每次吃黑豆 20 g。

【功效】补肝肾，降血压。

芹菇双龙滑鸡煲

【用料】香菇、地龙、海龙各 25 g，西芹 100 g，鸡肉 100 g，姜、葱、盐各 5 g，植物油 30 g。

【制法】

1. 把地龙洗净，去泥沙，切成 4 cm 长的段；海龙发透，上笼蒸软，切 4 cm 长的段；鸡肉洗净，切 4 cm 见方的块；西芹洗净，切 4 cm 长的段；姜切片，葱切段。

2. 把炒锅置猛火上烧热，加入植物油烧五成熟时，加入姜、葱爆香，加入地龙、鸡肉，炒变色。

3. 再加入西芹、海龙、香菇、盐，加入清水 200 ml，用文火煲 25 分钟即成。

【用法】每日 1 次，佐餐食用，食鸡肉 50 g。

【功效】补肝肾，降血压。

阴阳两虚型

麦冬巴戟海带煲乌鸡

【用料】麦冬 15 g，巴戟 10 g，海带 100 g，乌鸡 1 只（500 g），鸡汤 200 ml，姜、葱、盐各 5 g，植物油 20 g。

【制法】

1. 把麦冬、巴戟洗净，去杂质；海带洗净，切 4 cm 长的段；乌鸡宰杀后去毛、内脏及爪，用沸水焯透，切成 3 cm 见方的块。

2. 炒锅置猛火上烧热，加入植物油，烧五成熟时，下入姜、葱爆香，加入乌鸡、盐、海带、麦冬、鸡汤，用文火煲 1 小时即成。

【用法】每日 1 次，每次吃鸡肉 50 g。

【功效】滋阴补阳，养肾降血。

枸杞叶瘦肉

【用料】枸杞叶 50 g，猪瘦肉 50 g，生粉 20 g，鸡蛋 1 只，盐、姜各 5 g，葱 10 g，植物油 20 g。

【制法】

1. 把枸杞叶洗净，去杂质；猪瘦肉洗净，切 4 cm 见方的薄片；姜切片，葱切段。

2. 把肉片放碗内，打入鸡蛋，放入生粉、盐、水少许，使肉片挂浆。

3. 炒锅置猛火上烧热，放入植物油五成熟时，加入清水，烧沸后放肉片，煮变色；下入枸杞叶，再烧沸煮 5 分钟即成。

【用法】每日 1 次，佐餐食用。

【功效】补阴阳，降血压。

杞子核桃木耳炒羊腰

【用料】枸杞子、核桃仁各 15 g，黑木耳、西芹各 30 g，羊腰 1 只，酱油 10 g，绍酒、葱、姜、盐各 5 g，生粉 20 g，植物油 30 g。

【制法】

1. 把枸杞子洗净，去杂质，核桃去壳；羊腰一切两半，去臊腺洗净，切成花，再切 4 cm 长的段；姜切片，葱切段；黑木耳发透去蒂根，撕成瓣状；西芹洗净，切 4 cm 长的段。

2. 把羊腰放碗内，加入生粉、盐、酱油拌匀，加少许水挂浆，待用。

3. 把炒锅置猛火上烧热，加入植物油五成熟时，加入姜、葱爆香，加入羊腰炒匀，加入木耳、西芹，炒至断生即成。

【用法】每日 1 次，佐餐食用。

【功效】补阴阳，降血压。

首乌什锦煲

【用料】何首乌 15 g，竹笋、香菇、菜胆各 50 g，猪瘦肉 150 g，姜、葱、盐各 5 g，植物油 30 g。

【制法】

1.把何首乌烘干打成细粉，竹笋发透、洗净，香菇发透，去蒂根，一切两半；菜胆洗净，切 4 cm 长的段；猪瘦肉切薄片；姜切片，葱切段。

2.把炒锅置猛火上烧热，加入植物油，烧六成熟时，加入姜、葱爆香，下入猪瘦肉、干竹笋、香菇、盐、何首乌粉，加入上汤 200 ml，用文火煲20 分钟；再加菜胆，续煲 5 分钟即成。

【用法】每日 1 次，佐餐食用。

【功效】调阴阳，降血压。

高血压病治疗的四季药膳

春季药膳

天麻鲫鱼豆腐汤

【用料】天麻 20 g，鲫鱼 1 条，牡蛎粉 10 g，豆腐 100 g，鸡汤 500 ml，料酒、姜、葱、盐各 5 g。

【制法】

1.把鲫鱼去鳞、鳃、内脏，洗净；豆腐切成 4 cm 长、3 cm 宽的块；姜切片，葱切花；天麻润透（要用洗米水浸泡，再用米饭蒸熟），切成薄片。

2.把盐、料酒抹在鲫鱼身上，将鲫鱼放入炖锅内，加入鸡汤、天麻，放入姜、葱和牡蛎粉，置猛火上烧沸，加入豆腐，用文火煮 30 分钟即成。

【用法】每周 2 次，佐餐食用，连续 2 个月。

【功效】平肝潜阳，降压止痛。

干贝海鲜面

【用料】干贝、海藻、海带各 20 g，面条 50 g，植物油 20 g，葱、盐各 5 g。

【制法】

1. 把干贝、海藻、海带洗净，发好，切成小颗粒，待用。

2. 把炒锅置于猛火上烧热，加入植物油，烧五成热时加入葱爆锅，再加入海藻、干贝、海带炒匀，加入清水 200 ml，用文火煮 25 分钟。

3. 把面条放入海鲜汤内煮熟，捞起即成。

【用法】早、晚均可食用，每次 100 g。

【功效】平肝潜阳，降压止痛。

人参大枣海蜇汤

【用料】人参 10 g，大枣 10 枚，海蜇 50 g，盐、姜、葱各 5 g，植物油 50 g，鸡汤 500 ml。

【制法】

1. 把海蜇洗净，切细丝；大枣洗净，一切两半；人参洗净，去芦头，切薄片；姜切丝，葱切段。

2. 把锅置猛火上烧热，加入植物油，烧五成热时加入姜、葱爆香，放入鸡汤、人参、大枣、海蜇、盐，煮 20 分钟即成。

【用法】佐餐食用，每周 3 次。食用 3 个月，服人参期间不宜喝茶和吃白萝卜，感冒者禁服。

【功效】补气血，降血压。

韭菜炒虾仁

【用料】韭菜 250 g，虾仁 100 g，姜、葱、盐各 5 g，植物油 20 g。

【制法】

1.把韭菜洗净，切成 3 cm 长的段；虾仁洗净；姜切丝，葱切段。

2.炒锅置猛火上烧热，加入植物油，烧五成热时放入姜、葱爆香，立即下虾仁、韭菜、盐，炒断生即成。

【用法】佐餐食用，每周 3 次，食用 2 个月。阴虚火旺者忌服。

【功效】补肾阳，降血压。

枸杞子猪腰粥

【用料】枸杞子 12 g，猪腰 1 只，白米 100 g，盐 5 g。

【制法】

1.把枸杞子洗净，去杂质；猪腰洗净，一切两半，去臊腺，剁小颗粒；白米淘洗干净。

2.把白米、猪腰、枸杞子共放入锅内，加清水 500 ml。

3.把锅置猛火上烧沸，再用文火煮 30 分钟，加入盐搅匀即成。

【用法】早、晚食用，每周 2 次，食用 3 个月。外邪实热、脾虚有湿及泄泻忌服。

【功效】补肾养肝。

百合桑葚芹菜炒鳝片

【用料】百合 15 g，桑葚 10 g，芹菜、鳝鱼各 100 g，姜、葱、盐各 5 g，植物油 40 g。

【制法】

1.把百合洗净，润透，蒸熟待用；桑葚洗净，去杂质；鳝鱼去骨、内脏、头和尾，切成拇指头大小鳝片；姜切丝，葱切段；芹菜切成 4 cm 长的菜段。

2.把炒锅置猛火上烧热，加入植物油，烧五成热时加入姜、葱爆香。

3.加入鳝片炒匀，放入盐、百合、芹菜、桑葚，炒熟即成。

【用法】佐餐食用，隔日1次。食用3个月，内寒咳嗽、中寒便溏者忌服。

【功效】滋补阴阳，降脂降压。

夏季药膳

绿豆饭

【用料】绿豆50 g，白米200 g。

【制法】

1.把绿豆淘洗干净，去泥沙，用温水浸泡3小时，放入锅内，加清水300 ml，煮30分钟，待用。

2.把白米放入电饭煲内，加入绿豆及汁液，再加清水适量，如常规把饭煲熟即成。

【功效】解毒，潜阳降压。

西芹豆芽炒猪肉

【用料】西芹、黄豆芽各150 g，猪瘦肉100 g，鸡蛋1只，茨粉20 g，植物油30 g，姜、葱、盐、酱油各5 g。

【制法】

1.把西芹洗净切成4 cm长的段；黄豆芽洗净去须根；猪瘦肉洗净，切成细丝；姜切丝，葱切段。

2.把猪瘦肉丝放碗内，打入鸡蛋、茨粉、盐、酱油，拌匀加少许水挂浆，待用。把炒锅置猛火上烧热，加入植物油，烧五成热时加入姜和葱爆香，随即放入猪瘦肉丝、西芹、黄豆芽，炒至断生即成。

【用法】佐餐食用，每周2次。食用2个月，大便溏泄者慎服。

【功效】利湿除痰，化浊降压。

杜仲叶茶

【用料】杜仲叶 30 g，白糖 5 g，盐水适量。

【制法】

1.把杜仲叶洗净，用盐水炒焦，放入炖杯内，加入清水 200 ml。

2.把炖杯置猛火上烧沸，再用文火煮 15 分钟，加入白糖即成。

【用法】作饮料用，每日 1 次。饮用 2 个月，注意：糖尿病患者不加糖饮用。

【功效】补肝肾，降血压。

田七山楂瘦肉汤

【用料】田七 5 g，山楂 15 g，猪瘦肉 250 g，植物油 30 g，姜、葱、盐各 5 g。

【制法】

1.把山楂、田七洗净，若是田七头则拍松待用。

2.把猪瘦肉洗净，去血水，切成 4 cm 长、2 cm 宽的块；姜切片，葱切段。

3.把锅置猛火上烧热，加入植物油，烧五成热时下姜、葱爆香。

4.加入清水 500 ml,烧沸后放入猪瘦肉、山楂、盐,用文火炖 40 分钟即成。

【用法】佐餐食用，每周 2 次。食用 2 个月，脾胃虚弱者忌服。

【功效】活血祛瘀，消食，降脂降压。

海带炖猪肘

【用料】海带 100 g，猪肘 200 g，姜、葱、盐各 5 g。

【制法】

1.把海带洗净，切成细丝；猪肘洗净，切成 3 cm 见方的块；姜拍松，葱切段。

2. 把海带、猪肘、姜、葱放入炖锅内，加入清水 500 ml，用猛火烧沸，打去浮沫，文火煮 1 小时，加盐即成。

【用法】佐餐食用，每周 1 次，食用 1 个月。脾胃虚寒者忌服。

【功效】补虚损，降血压。

黑木耳芹菜粥

【用料】黑木耳 30 g，芹菜、白米各 100 g。

【制法】

1. 把黑木耳用温水发透，去蒂根，撕成瓣；芹菜洗净，切碎；白米洗净，去泥沙。

2. 先把白米放入锅内，加清水 500 ml，置猛火上烧沸。

3. 去浮沫，加入芹菜、黑木耳，再用文火煮 30 分钟即成。

【用法】早、晚食用，每日 1 次，食用 1 个月。大便溏泄者慎服。

【功效】生津止渴，温阳降压。

秋季药膳

山药芹菜炒瘦肉

【用料】山药 20 g，芹菜 200 g，猪瘦肉 100 g，鸡蛋 1 只，荬粉、植物油各 20 g，姜、葱、盐各 5 g。

【制法】

1. 把山药洗净，蒸熟，切成细丝；芹菜洗净，切成 4 cm 长的段；猪瘦肉洗净，切成 4 cm 长细丝；姜切丝，葱切段。

2. 把鸡蛋、荬粉、盐同猪瘦肉丝，加清水拌匀挂浆。

3. 把炒锅置猛火上烧热，加入植物油，烧五成热时下姜、葱爆香，随即放入瘦肉丝炒匀，加入芹菜、山药翻炒，断生即成。

【用法】每日 1 次。食用 2 个月。实邪者忌服。

【功效】健脾补血，除湿降压。

淮山药薏仁党参粥

【用料】淮山药、薏苡仁各 30 g，党参 15 g，白米 200 g。

【制法】

1. 把淮山药、薏苡仁洗净、去杂质；党参用白米炒成黄色，洗净、切片；白米淘洗干净。

2. 把白米、淮山药、薏苡仁、党参一起放入饭锅内，加入清水 500 ml，置于猛火上烧沸，再用文火煮 30 分钟即成。

【用法】每日 1 次，食用 3 个月。

【功效】健脾利湿，化浊降压。

参枣首乌粥

【用料】太子参 20 g，大枣 5 枚，何首乌 30 g，白米 100 g，黑豆适量。

【制法】

1. 太子参洗净；把大枣洗净，去核，切片；何首乌洗净，用黑豆煮熟，切片，烘干研成细粉。

2. 把白米放入锅内，加入何首乌粉、大枣、太子参，加清水 500 ml，用猛火烧沸，再用文火煮 30 分钟即成。

【用法】每日 1 次，食用 1 个月。大便溏泄者忌服。

【功效】补气血，降血压，抗衰老。

枣蒜海参粥

【用料】大枣 5 枚，大蒜 30 g，海参 50 g，白米 100 g。

【制法】

1. 把大蒜去皮，一切两半；海参水发涨后去肠杂，洗净，顺着切成片；大枣、白米洗净。

2. 把白米放入锅内，加入清水 500 ml，置猛火上烧沸，加入海参、大枣、大蒜，再用文火煮 30 分钟即成。

【用法】早餐食用，每日 1 次，食用 2 个月。患眼疾者忌服。

【功效】培补气血，益精降压。

小豆白菜汤

【用料】赤小豆 30 g，白菜 250 g，姜、葱、盐各 5 g，植物油 20 g。

【制法】

1. 把赤小豆洗净、去杂质后浸泡 2 小时；白菜洗净，切成 6 cm 长的段；姜切片，葱切段。

2. 把炒锅置猛火上烧热，加入植物油，烧五成热时放入姜、葱爆香，加入清水 500 ml 和赤小豆煮 30 分钟后，下入白菜，煮断生，加盐即成。

【用法】每日 1 次，食用半个月。脾虚、便难者及孕妇忌服。

【功效】清热解毒，利水降压。

仙茅麦冬煮猪腰

【用料】仙茅 12 g，麦冬 20 g，猪腰 2 只，料酒 10 g，姜、葱、盐各 5 g，上汤 250 ml。

【制法】

1. 把麦冬用清水浸泡一夜，锤扁，取出内梗，洗净；仙茅洗净，装在纱布袋内；猪腰洗净，一切两半，去白色臊腺，切成 4 cm 见方的块姜切片，葱切段。

2.把上汤放入炖锅内，放入猪腰、麦冬和仙茅纱布袋，以及姜、葱、料酒、盐。

3.把炖锅置猛火上烧沸，再用文火炖煮 30 分钟即成。

【用法】每日 1 次，食用 2 个月。注意：阴虚火旺者忌服。

【功效】补阴阳，降血压。

天麻炖猪脑

【用料】天麻 10 g，猪脑 2 副，姜、大蒜、葱、盐、料酒各 5 g，鸡汤 200 ml。

【制法】

1.把天麻磨成细粉，猪脑去红线及膜洗净；姜、葱、大蒜洗净，姜切片，葱切花。

2.把猪脑放在蒸盆内，加入天麻粉、盐、姜、葱、料酒、大蒜和鸡汤。

3.把盛有猪脑的蒸盆置蒸笼内，用猛火蒸 30 分钟即成。

【用法】每日 1 次。食用 1 ~ 2 个月。

【功效】息风潜阳，平肝降压。

冬季药膳

山楂田七煮牛肉

【用料】山楂 15 g，田七 6 g，牛肉 100 g，胡萝卜 50 g，姜、葱、盐各 5 g，植物油 30 g。

【制法】

1.把山楂洗净，去核切片；田七片洗净；牛肉洗净，切成 4 cm 见方的块；

胡萝卜洗净，切成 3 cm 见方的块；姜切片，葱切段。

2.把炒锅置猛火上烧热，加入植物油，烧五成热时加入姜、葱爆香，放入牛肉、胡萝卜、山楂、田七、盐，再加清水 300 ml，用文火煮 30 分钟即成。

【用法】每日 1 次。食用 1 个月。脾胃虚弱者忌服。

【功效】散瘀血，降血压。

麦冬鹿茸炖老龟

【用料】麦冬 20 g，鹿茸 6 g，老龟 1 只，鸡油 25 g，料酒、姜、盐、葱 8 g，胡椒粉 2 g。

【制法】

1.把麦冬用清水浸泡一夜，锤扁，取出内梗，洗净；把鹿茸烘干，研成细粉；老龟宰杀后，去头、尾、内脏及爪；姜拍松，葱切段。

2.把老龟、麦冬、鹿茸、姜、葱、料酒、盐、鸡油、胡椒粉同放炖锅内，加清水 500 ml，置猛火上烧沸，再用文火炖煮 30 分钟即成。

【用法】每日 1 次，食用 2 个月。大便燥结者忌服。

【功效】滋补阴阳，暖肾降压。

芹菜枣仲汤

【用料】杜仲 15 g，大枣 10 枚，芹菜 200 g，姜、葱、盐各 5 g，植物油 20 g。

【制法】

1.把杜仲用盐水炒焦，研成细粉；大枣去核，切片；芹菜洗净，切 4 cm 长细段；姜切片，葱切段。

2.把炒锅置猛火上烧热，加入植物油，烧五成热时下姜、葱爆香，加清水 500 ml 烧沸，再把芹菜、大枣、杜仲粉、盐加入，煮 20 分钟即成。

【用法】每日 1 次。食用 2 个月。阴虚火旺者忌服。

【功效】补益肝肾，滋阴降压。

黄芪当归蒸肉鸡

【用料】黄芪 20 g，当归 10 g，肉鸡 1 只，料酒、姜、葱各 10 g，盐 3 g，胡椒粉 3 g。

【制法】

1. 把黄芪、当归洗净，润透切片；肉鸡宰杀后，去毛、内脏及爪；姜拍松，葱切段。

2. 把黄芪、当归、肉鸡、姜、葱、料酒同放炖锅内，加清水 1000 ml，置猛火上烧沸，打去浮沫，再用文火炖煮 30 分钟，加入盐、胡椒粉成。

【用法】每日 1 次，食用 2 个月。湿盛中满、大便溏泄者忌服。

【功效】补气血，降血压。

附片生姜羊肉汤

【用料】熟附子 9 g，生姜 20 g，羊肉 250 g，葱、大蒜 15 g，盐 3 g。

【制法】

1. 把熟附子洗净，先用炖杯加清水 200 ml 文火炖 2 小时；生姜洗净、切片；羊肉洗净，在沸水锅内焯一下，去血水；葱切段，大蒜去皮。

2. 把羊肉、熟附子、生姜、葱、大蒜放入炖锅内，加清水 500 ml，用猛火烧沸，打去浮沫，再用文火煮 30 分钟，加盐调味即成。

【用法】每日 1 次，食用 1 个月。阴虚阳盛、真热假寒者及孕妇忌服。

【功效】暖肾壮阳，回阳救逆。

高血压病不同体质的食疗药膳

体质是指人的身体的素质。根据中外有关文献，结合临床实践，依照形体、性情、嗜好及对外界刺激的反应等，将人群分成平衡类、木火类、寒水类、痰湿类 4 种常见体质的人。正常体质人的阴阳是平衡的，阴阳偏颇则是病态体质，而病态体质的人易罹患疾病，并严重影响疾病的康复，所以要求对病态体质人的阴阳加以调整，使之趋于平衡。

中医认为，体质主要与遗传因素有关，体质不同，身体的高矮，脏腑功能的强弱，气血津液的多少，性情的刚柔，对事物的好恶等阴阳偏颇也不同。尤为重要的是，体质决定着对某些致病因素的易感性和病情的趋向性，以及疾病的转归，所以按照人的体质进行食物调养，对防治高血压病有重要的临床意义。

知识链接

"阴阳平衡型"体质

不胖不瘦，性情平和，爱好广泛，气血充盈，精力旺盛，健康无病。这类体质者平时饮食多样化，不挑食，不偏食，不嗜烟酒。吃辛辣不觉上火，饮寒凉不会吐泻。什么都可以吃，什么都不多吃。病邪难以犯体，偶尔犯病亦易康复。此型中医称为"土"型。土在五行中位居中央，不偏不倚，土能生养万物，使万物生机盎然。所以本型为阴阳平衡的正常体质类型。

木火型体质

"木火型"体质的人，中医称为"阴虚阳亢"或"阴虚火旺"体质。一般性情暴躁，易冲动易发怒，敏捷好动，具有西医的 A 型行为，如喜争辩，好冲动，竞争意识强，好胜心强。这种体质的人最易患高血压等心脑血管疾病，吃辛辣食物易上火，还易出现头昏头涨，手足心热。

这类体质就需用滋阴的膳食（包括药膳）来补充、壮大阴的一方，以恢复正常的阴阳平衡。

适宜的食物

主食：黑米、小米、白米。

副食：轮流选配龟肉、水鱼、海参、黑木耳、银耳、梨、番茄、胡萝卜、藕、菱、豇豆、瘦肉、鱼肉、鸭肉、大豆制品（此类是该种体质的最佳保健食品）等。

佐餐：选用 2～3 味滋补肝肾的中药，如熟地黄、枸杞子、山药、何首乌、黄精、山茱萸、女贞子、墨旱莲烹制成的药膳，用以佐餐。

忌食的食物

忌多食辛辣、燥热的如姜、葱、胡椒、花椒、桂皮、八角、羊肉、植物油炸食物等伤阴耗液、助火生热之品，但少许姜、葱作调料则无妨。烟、酒因伤阴也宜禁用。

三地蒸老鸭

【用料】生地黄、熟地黄各 50 g，地骨皮 100 g，老鸭 1 只，甜酒（糟酒）50 g，酱油 5 g。

【制法】

1. 将老鸭宰后去毛，去肚杂，洗净；将生、熟地黄切片，与地骨皮一齐用甜酒、酱油拌和，填入鸭腹后用线缝紧，用瓦盆盛之，不可放水。

2.将盆盖严，上笼蒸至烂熟，去掉鸭中药渣即成。

【用法】吃鸭肉和汁水，分多次吃完。

【功效】滋阴泻火，平肝潜阳，能改变木火型体质。

枸杞子炖银耳

【用料】枸杞子 15 g，银耳 10 g，冰糖 6 g。

【制法】

1.将银耳撕成小片，温水浸泡。

2.将枸杞子洗净，与发涨后的银耳同放入锅中，加水一大碗，先大火煮沸后下冰糖，再小火煨炖至银耳烂熟，汤汁浓稠即成。

【用法】早、晚空腹服用。

【功效】养肝补肾，能调理木火型体质。

海参炖枸杞子

【用料】枸杞子 12 g，海参 20 g，生姜汁 5 g。

【制法】

1.先将海参在温水中泡涨、发软后，捞出在开水中余一次；把枸杞子洗净，去杂质。

2.把上述诸品共放入锅内，加水适量，用文火煨炖至烂熟，吃时用姜汁拌和。

【用法】每日 1 次。

【功效】滋阴肝肾。

黄芪熟地黄乌龟汤

【用料】黄芪 50 g，熟地黄 50 g，乌龟 1 只，葱、姜各 10 g，酱油 5 g。

【制法】

1.先将黄芪、熟地黄洗净后放入砂锅，加水适量，熬取药汁，去掉药渣；将活龟放入盆中，加热水（400 ml），使尿排尽，宰去头足，去龟硬壳，去内脏。

2.将龟肉切块，连同腹甲（龟甲），一齐放进砂锅，倒入上述药汁，再加水 1000 ml，放进姜、葱。

3.先大火煮沸，打去浮沫，再小火煨炖至龟肉熟烂，去姜、葱，加酱油 5 g 调味。

【用法】分多次吃肉喝汤。

【功效】补益气血，能改善木火型体质。

水鱼猪髓汤

【用料】水鱼 1 只，猪脊髓 250 g，葱白、生姜各 10 g。

【制法】

1.将活水鱼用开水烫死，揭去鳖甲，去掉内脏和头爪；将猪脊髓洗净，放入碗内。

2.将水鱼放入砂锅中，加生姜、葱和 1000 ml 水，先用大火煮沸，打去浮沫，加入猪脊髓，再用小火煮至水鱼肉烂熟，起锅后加几滴酱油和醋调味。

【用法】连肉、脊髓、汤，分多次吃下。

【功效】滋肾补精，能改善木火型体质。

寒水型体质

"寒水型"体质的人，中医称为"阳虚寒水型"体质。一般性情沉静，性格内向，不善交往，善思冥想，喜热怕冷，吃辛热助火的饮食就感到舒服。阳虚就需要壮阳补火，扶助阳气，阳气壮大了，阴水寒气将会消退，体内的阴阳就逐渐趋向平衡。

适宜食用的食物

主食：平时宜以麦面为主食。

副食：轮流选配牛肉、羊肉、荔枝、韭菜、油菜、芥菜、蘑菇、马铃薯、蚕豆、牛奶、姜、葱、胡椒等温肾壮阳的食物；或选 1~2 味温肾壮阳中药，如肉桂、仙茅、菟丝子、肉苁蓉等调成药膳，用以佐餐，补肾壮阳的药酒可少量饮用。但这类体质的人患高血压病的极少，对于此类高血压病患者，常吃上述膳食既可改变体质，又能降血压。若不是这类体质的高血压病患者，是禁吃这些食物的。

忌用寒凉生冷的食物。

肉桂粥

【**用料**】肉桂 5 g，白米 100 g。

【**制法**】

1. 将上等肉桂研成细末。

2. 白米按家常煮成粥，粥熟后加入肉桂末，搅匀即成。

【**用法**】趁热吃。

【**功效**】温阳补火。

白羊肾苁蓉羹

【**用料**】白羊肾（睾丸）1 对，肉苁蓉 30 g，胡椒 5 g，面粉 10 g，盐 1 g。

【**制法**】

1. 将肉苁蓉、胡椒装入纱布袋中，与白羊肾一齐放进砂锅。

2. 加水一大碗，先大火煮沸，再用小火煨至羊肾熟烂。

3. 去纱布袋，加入面粉、盐，搅成羹即成。

【**用法**】早、晚空腹服。

【功效】温阳补火。

痰湿型体质

"痰湿型"体质的人，身体多肥胖，遇事宽容，动作迟缓，动甚则气短，易出汗，易疲倦，多痰涎，能吃好睡。中医认为多与脾失健运有关，故宜选配健脾除湿的餐饮。

适宜的食物

主食：平时以粟米、荞麦、薏苡仁为主食。

副食：可轮流选配白萝卜、芹菜、香菜、豆芽、茄子、冬瓜、葱、姜、蒜等，或选用健脾除湿的 1 ~ 2 味中药，如陈皮、茯苓、苍术、藿香、赤小豆、荷叶、白蔻仁等做成药膳常吃，以化痰除湿，减肥轻身。

体质虽然与先天遗传有关，但据中医学"后天养先天"的理论，平时配好餐饮，持之以恒，坚持食用就可改变病态体质。正因为体质主要是先天遗传，中医认为"肾主先天"，因而临床上主要是从补肾入手，调节肾阴肾阳，就可使体内阴阳平衡而成为正常体质的人。

赤豆薏仁粥

【用料】赤小豆 30 g，薏苡仁 50 g。

【制法】

1. 将赤小豆、薏苡仁淘洗干净。

2. 同放入锅内，加一大碗清水，煮沸后改文火煮成粥即成。

【用法】早、晚空腹服。

【功效】健脾利尿，轻身减肥。

八味鲫鱼羹

【用料】鲫鱼 100 g，白蔻仁、砂仁各 6 g，陈皮、大蒜、葱白、泡辣椒各 10 g，胡椒 3 g，酱油 5 g。

【制法】

1. 将鲫鱼去鳞、鳃和内脏，洗净；再将药与调料拌和，装入鱼腹内。

2. 将药鱼放植物油锅内煎熟，加水一大碗烧沸，再小火熬成羹即可。

【用法】每日空腹服用一次。

【功效】健脾化湿，化脂减肥。

桂胡椒猪肚汤

【用料】肉桂 6 g，白术 15 g，胡椒 10 g，猪肚 1 个，葱头 15 g。

【制法】

1. 将猪肚洗净；将其余药料拌 3 g 酱油，填入猪胃中，放入砂锅中，加水 500 ml。

2. 先用大火煮沸，再用小火煨至猪肚熟烂，去药渣即可。

【用法】分次将猪肚和汤吃下。

【功效】健脾开胃，化湿消脂。

五

科学运动防治高血压

运动对高血压病的影响

  据医学研究表明，缺乏体育运动者，较经常保持体育运动者的高血压病发病率会增加 1 ~ 2 倍。因为长期、规律的体育运动，可以调节人体的神经系统和体液系统，以及血管的顺应性，使血管的张力下降，从而降低血管阻力，同时改善糖类、脂质代谢，故适当的体育活动对血压的控制和治疗是有益的，年纪轻或轻度高血压病患者或对运动无明显血压反应者，为运动治疗的主要对象。

  对于轻度高血压病患者，运动治疗的降压效果可以与药物治疗相等；而中度以上的高血压，运动治疗只能作为辅助手段，应采取包括药物治疗在内的综合治疗措施。

  运动的不同方式对血压有不同的影响，降压关键在于科学、合理的运动方案，有氧运动是目前公认的比较有效的降压运动方式。有氧运动往往是全身性的，指运动强度相对较低、持续时间较长、以有氧代谢为主要代谢形式的运动形式，提高人体心、肺功能为其主要目的。

  高血压病患者的运动治疗以有氧锻炼为主，选择那些全身性的、有节奏的、容易放松且便于长期坚持的项目，如步行、慢跑、打太极拳（剑）、练体操、舞蹈、打羽毛球、骑自行车、游泳、健身气功（如八段锦、易筋经、舒心平血功）等。

要注意避免在运动中做推、拉、举之类的静力性力量练习或憋气练习。

运动疗法的功效

·有效降低血黏度，提高血液流变性，改善微循环，增强物质代谢的氧化还原和组织内的营养过程。

·促进身体和血液循环的代偿功能，改善和恢复患者的全身一般状况。

·减轻应激反应，稳定患者情绪，抑制心身紧张，消除其焦虑状态。

·降低患者的收缩压和舒张压。

·改善高血压病患者的左心功能，还能提高最大携氧能力和改善收缩能力。

·预防和治疗因高血压病而引起的重要器官损害，如冠心病、脑血管病等，以及防止发生心血管病的危险因素，如肥胖病和高脂血症等。

·通过运动锻炼，可以提高大脑皮质和皮质下中枢的调节作用，使周围血管紧张度降低，从而使血压下降；可以使精神和躯体肌肉得到放松，从而反射性地缓解小动脉的痉挛，使血压得以降低；增强自主神经系统调整血管收缩的能力，缓解头晕等常见症状，并降低高血压病并发症的发生率。

高血压病患者的运动原则

运动强度

高血压病患者的运动强度，一般以中小强度为宜，节奏趋向于缓和。

锻炼时适宜心率为 120 ~ 130 次 / 分；在开始时心率可以稍低，一般为 90 ~ 100 次 / 分。根据年龄计算最佳运动强度：运动时心率的上限为（220- 本人年龄）×80%，心率的下限（220- 本人年龄）×60%。运动时，心率为本人最大心率的 60% ~ 70%。

40 岁以内，心率控制在 140 次 / 分。

50 岁左右，心率控制在 130 次 / 分。

60 岁以上，心率控制在 120 次 / 分以内。

国际上比较公认的方案

轻度高血压病患者：进行下肢中等强度的节律性运动，例如步行或骑车 50 ~ 60 分钟 / 次，3 ~ 4 次 / 周，降压作用优于剧烈运动。

中等度以上高血压病患者：应以运动作为药物治疗的辅助治疗，逐步适应后可按 5% 的增量逐渐增加运动量，保持每周 3 次的中低强度运动。

运动强度太大，反而会使运动以后血压升高，不利于治疗。

运动时间

患者每次运动时间一般以 30 ~ 60 分钟为宜，每周训练的次数，一般认为每周 3 次以上即可产生降压效应。运动训练的降压效应至少在训练 1 ~ 2 周后才能出现，训练 5 周左右血压达到稳定状态。总之，健身运动的时间越长，产生的降压效果越好，收缩压和舒张压降低的幅度越明显。

运动频率

患者每周运动 3 ~ 5 次为宜，或隔日进行，中老年人可视具体情况而定，勿过量或太强太累，要采取循序渐进的方式来增加活动量，应依个人身体情况量力而行，不可勉强。

运动时的注意事项

· 注意环境及气候。选择安全场所，如公园、学校，勿在巷道、马路边。夏天宜避免气温太高，冬天宜要注意保暖，锻炼时间建议在上午 8：00 ~ 10：00 或者下午 4：00 ~ 6：00 进行，生病或不舒服时应停止运动。

· 高血压病患者的锻炼，整个周期一般以 3 个月为宜，注意避免选择竞技性或变动较大的运动项目，并在运动前、运动后即刻测量血压，在血压没有得到控制时或对锻炼还不适应时，注意不要做弯腰低头的动作，还要随时注意身体的反应。

· 运动在饭后 2 小时进行，应穿着舒适吸汗的衣服及运动鞋，在每次锻炼前都要有 10 ~ 15 分钟的准备活动，锻炼结束以后也要有 10 分钟左右的放松练习，运动中不可立即停止，要逐渐结束。

· 患者在锻炼时，要有意识地使全身肌肉放松，勿紧张用力，尽量不做憋气动作。如果出现心脏不适、气短、心率超过 130 次 / 分等不适症状，要立即停止运动，及时就诊。

· 高血压病者要在医生指导下进行运动，切记锻炼只能起到辅助降低血压的作用，不宜随意停服降压药。另外研究还表明，高血压病患者一旦中止康复治疗，已降低的血压可以在 1 个月内恢复到原来的水平，或其降压、降脂作用消失。故高血压病患者，尤其是轻、中度高血压病患者，应在个人耐受的情况下，坚持训练而不应随意中断。

· 有以下情况的高血压病患者，不要轻易运动：一是未得到控制的重度高血压病、高血压危象或急进性高血压；二是有严重并发症时期，如高血压病合并不稳定型心绞痛、心力衰竭、高血压脑病。

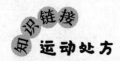

运动处方

所谓运动处方，可以表述为：根据医学检查资料，按其健康、体力及心血管功能等状况，结合生活环境条件和运动爱好等个人特点，用处方的形式规定适当的运动种类、时间和频率，并指出运动中的注意事项，以便有计划地进行经常性锻炼，达到健身或治病的目的。运动处方是由世界卫生组织（WHO）提出并得到国际公认的一种健身安排，是指导人们有目的、有计划地进行科学运动锻炼的重要手段。运动处方一般分为治疗性、预防性和健身健美性三种。其中，治疗性运动处方最好由专业医师或体疗师帮助制订，后两种处方的主要目的是增强体质、预防疾病、提高健康水平和运动能力，高血压病患者可以根据自身体质和健康状况自行设计。

因此，每个高血压病患者在每次锻炼前都必须了解保健须知，制订好运动处方，做好必要的运动准备。

热身运动

热身运动能使人的体温上升，而且只有通过由低强度的运动准备渐渐过渡到运动状态，身体才会为消耗更多的体力运动做好充分的准备。热身能帮助心脏防止偶发的非正常心律；热身有利于渐渐地加快血液流经心脏的速度，以适应较高心率时的需要，因为运动的心脏需要充分的氧气和营养。很多人轻率地认为，做不做热身运动无关紧要，这是一种错误的想法。尚未运动开的肌肉很容易扭伤，因为它还没有做好充分的准备以承受负荷重的大动作。而任何热身动作都可以提高肌肉的适应性，使关节变得灵活易动。高血压病患者最好的热身运动是轻松慢走，从适当的速度开始，5～10分钟后再慢慢加速。

高血压病患者最好的运动是步行

到户外空气新鲜的地方去步行，是防治高血压病简单易行的运动方法。世界卫生组织 (WHO) 提出：最好的运动是步行。因为人是直立行走的，人类的生理与解剖结构最适合步行。最新的科学研究表明，适当有效的步行可以明显降低血脂，预防动脉粥样硬化，防止冠心病。步行是健身抗衰老的法宝，是能坚持一生的有效运动方法，是一种最安全、最柔和的运动方式。步行运动有利于精神放松，减少焦虑和压抑的情绪，提高身体免疫力；步行运动能使人的心血管系统保持最大的功能，比久坐少动者肺活量大，有益于预防或减轻肥胖；步行能促进新陈代谢，增加食欲，有利于睡眠；步行运动还有利于防治关节炎。各种高血压病患者均可采用步行运动。作较长时间的步行后，舒张压可明显下降，症状也可随之改善。步行可在早晨、黄昏或临睡前进行，时间一般为 15～50 分钟，每日 1～2 次，速度可按每个人身体状况而定。

1. **步行运动的原则**　一是坚持。步行运动贵在坚持，步行最为简单而且方便，不需要特殊的场地，一年四季都可以进行。将其融入生活与大自然，轻松、快乐地进行锻炼。比如走路回家、多走楼梯、参加郊游等都是运动的好办法，只有坚持，才有效果。二是有序。循序渐进，开始时不要走得过快，逐渐增加时间，加快速度。如活动很少或有心脏病以及年龄超过 40 岁的人，开始的时候可以只比平时稍快。一周后，身体逐渐适应，可延长运动时间，并逐渐增加步行速度。三是适度。应注意"三个三"：高血压病患者每天至少应步行 3 km、30 分钟；根据个人的情况，一天的运动量可以分成 3 次进行，每次 10 分钟，1 km 效果是一样的。"一个五"：每周至少运动 5 天以上。"一个七"：步行只要达到七成就可以防病健体。

2. **步行方法**　不同疾病的患者使用的步行疗法不同。对于高血压病患者来说，最好先以中等速度在比较平坦的道路上作长时间的步行，然后短时间内以较快的速度走一段有小上坡的道路，如此交替进行，使身体逐渐适应这种负荷，提高耐受力。患有心血管疾病的人采用步行疗法时，只要逐渐延长路线，逐渐加快速度，逐渐减少中途休息的次数和时间，就可以增强体力负荷能力。经过一段时期的锻炼后便能自在地在 1.5 小时至 2 小时走 4 ~ 8 km，为了避免体力负荷过重，可以将每天一次步行的距离分为两次完成，但都需要在自我感觉良好的状态下进行。锻炼耐受力要循序渐进地增加负荷，首先要提高行走的速度。例如，第 1 天，行走 100 m 用 80 ~ 100 秒，第 2 天，用 70 ~ 80 秒，如果患者自我感觉良好，第 3 天可以提高到 60 ~ 70 秒。锻炼耐受力时，在步行中要逐渐增加上下坡的次数。上坡时 (这是主要体力负荷段) 速度比较慢，80 ~ 90 秒走 100 m，下坡时 (体力负荷放松段要比较快)60 秒走 100 m。在平坦、无坡道路上的步行速度，可以根据自我感觉情况增减。

　　3. 注意事项　步行疗法是对本身承受力的负荷能力的测试，在步行时只要自我感觉良好就可以了。呼吸要有节奏，同步行的节奏要一致。若出现气短或胸闷，应立即休息或放慢步行的速度。脉搏每分钟增加 15 ~ 20 次是正常的。一般步行后 15 ~ 20 分钟脉搏应恢复原态。如果有高压降低、低压升高，尤其是伴有脉搏加快的情况，表明体力负荷大，应减少运动量。

高血压病适合的慢跑运动

　　慢跑风靡世界，被人们誉为"有氧代谢运动之王"，正确实践，有益健康。慢跑适合于高血压病患者。慢跑，对于保持中老年人良好的心脏功能，防止肺组织弹性衰退，预防肌肉萎缩，防治冠心病、高血压、动脉硬化等，具有积极的作用。慢跑无论何时开始，都有效果，起初可以少跑一些，或隔一天跑一次,经过一段时间的锻炼后,再逐渐增加至每天跑 3000 ~ 4000 m。慢跑时,动作要自然放松,呼吸应深长而有节奏,不要憋气。跑的速度不宜太快,不要快跑或冲刺。要保持均匀的速度,以主观上不觉得难受、不喘粗气、不面红耳赤,能边跑边说话的轻松气氛为宜。客观上慢跑时每分钟心率不超过 180 减去年龄数为度。例如,60 岁的人慢跑时的心率以每分钟 180-60 = 120 次,慢性病患者跑的速度还可再适当降低,距离也可短些。

高血压病患者长期坚持慢跑锻炼,可使血压平稳下降,脉搏平稳,消化功能增强,症状减轻。跑步时间可由少逐渐增多,以 15 ~ 30 分钟为宜。速度要慢,不要快跑。在计划进行健身跑前要做心电图运动试验以检查心功能和血压对运动的反应性。高血压病患者的健身跑不要求保持一定的速度,而以跑步后不产生头晕、头痛、心慌、气短和疲劳感等症状为宜。跑步时要求精神放松,步伐平稳。高血压病患者选择一天中从事运动锻炼的时间要避免在清晨和晚间。

高血压病患者慢跑要选择平坦的路面,不要穿皮鞋或塑料底鞋,如果在柏油或水泥路面上,最好穿厚底胶鞋。跑前应先走一段,做深呼吸,活动一下关节。如在公路上,应注意安全,尽量选择人行道。如果在慢跑后感到食欲缺乏,疲乏倦怠,头晕心慌,就可能是运动量过大了,必须加以调整,或取得医师的指导。

高血压病良好的游泳治疗

游泳属冷水浴、空气浴、日光浴三合一的运动,对身体各部位的锻炼最为全面,与身体健康关系密切,是各种年龄段高血压人群较为理想的锻炼项目。

水的导热性比空气大近 20 倍，人在 12 ℃的水中停留 5 分钟，就能消耗 100 kcal 的热量，相当于在等温的空气中 1 小时消耗的热量。

游泳时人在水中承受的压力，比在陆地上大 500 多倍，若想在水中前进，就要克服阻力并消耗能量，从而使心跳加快，心肌收缩力强，呼吸加深，以及时供血、供氧。

再者，游泳时水对身体的冲击，能起到周身按摩的作用，加速了全身血液循环，而皮肤在水中受冷后血管很快收缩，外围血液迅速进入内脏器官，扩张后又流入身体表层，皮肤血管又随之扩张。这样既增强了血管的弹性，又增加了冠状动脉的血流量。

此外，游泳还可加速血液中胆固醇的分解，减少胆固醇在血管壁中的沉积，对中老年人的粥样硬化及其所造成的高血压病，可起到良好的辅助治疗作用。

轻度高血压病患者，宜选择暖和的天气，做缓慢而放松的游泳；老年患者，宜先在水中学会仰体漂浮，然后再慢游 30 ~ 40 m，仰游 40 ~ 50 m，共 2 ~ 3 次，中途可休息数分钟。如患有严重高血压病，则不能参加游泳锻炼。

游泳前要做好准备活动，使肌肉关节活动开，入冷水前要先用冷水擦身，做徒手操、肢体伸展运动等，把参与活动的所有肌肉和关节充分活动开，使其弹性及力量增加，防止运动创伤和意外发生。

高血压病的太极拳运动

太极拳起源于中国，其动作刚柔相济，既可技击防身，又能增强体质、防治疾病的传统拳术。太极拳历史悠久，流派众多，传播广泛，深受人们的喜爱。太极拳以"掤、捋、挤、按、采、挒、肘、靠、进、退、顾、盼、定"等为基本方法。动作徐缓舒畅，要求练拳时正腰、收颚、直背、垂间，有飘然腾云之意境。拳师称"拳势如大海，滔滔而不绝"。同时，太极拳还很重视练气，所谓"气"，就是修炼人体自身的精神力，这是太极拳作为内家功夫的特点之一。

太极拳适用于各期高血压病患者，对防治高血压病有显著作用。据有关资料显示，长期练习太极拳的 50 ~ 89 岁老年人，其血压值平均为 134.1/80.8 mmHg，明显低于同年龄组的普通老年人 (154.5/82.7 mmHg)。高血压病患者打太极拳的主要作用有：能够使全身肌肉放松，使血管紧张度松弛；打太极拳时用意念引导动作，有助于消除精神紧张因素对人体的刺激，有利于血压下降；太极拳包含平衡性与协调性的动作，有助于改善高血压病患者神经肌肉系统的平衡性和协调性。太极拳种类繁多，有繁有简，可根据每人状况自己选择。有人统计，高血压病患者练完一套简化太极拳后，收缩压可下降 10 ~ 20 mmHg。高血压病患者打太极拳时最重要的是注意一个"松"字。肌肉放松能反射性地引起血管"放松"，从而促使血压下降。此外，打太极拳时要用意念引导动作，使思想高度集中，心境守静，这有助于消除高血压病患者的紧张、激动、神经敏感等症状。患者如因体力不支不能打完全套太极拳，选择其中几节反复练习也会收到效果。高血压病患者练习太极拳时尤其是要注意太极拳对人体各部位姿势的要求。

头——保持"虚领顶劲"，有上悬意念，不可歪斜摇摆，眼要自然平视，嘴要轻闭，舌抵上腭。

颈——自然竖直，转动灵活，不可紧张。

肩——平正松沉，不可上耸、前扣或后张。

肘——自然弯曲沉坠，防止僵直或上扬。

腕——下沉"塌腕"，劲力贯注，不可松软。

胸——舒松微含，不可外挺或故意内缩。

背——舒展伸拔，称为"拔背"，不可弓驼。

腰——向下松沉，旋转灵活，不可前弓或后挺。

脊——中正竖直，保持身型端正自然。

臀——向内微敛，不可外突，称为"溜臀""敛臀"。

胯——松正含缩，使劲力贯注下肢，不可歪扭、前挺。

腿——稳健扎实，弯曲合度，转旋轻灵，移动平稳，膝部松活自然，脚掌虚实分清。

打太极拳要求松静自然，这使大脑皮质一部分进入保护性抑制状态而得到休息。同时，打太极拳可以活跃情绪，对大脑起调节作用，而且打得越熟练，越要"先在心，后在身"，专心于引导动作。这样长期坚持，会使大脑功能得到恢复和改善，消除由神经系统紊乱引起的各种慢性病。太极拳要求"气沉丹田"，有意地运用腹式呼吸，加大呼吸深度，因而有利于改善呼吸功能和血液循环。通过轻松柔和的运动，可以使年老体弱的人经络舒畅，新陈代谢旺盛，体质、功能得到增强。太极拳近百年来之所以在国内外逐渐得到推广，就是因为它具有防病治病的功用，对神经衰弱、心脏病、高血压、肺结核、气管炎、溃疡病等多种慢性病都有一定的预防和治疗作用。需注意病情严重的患者，要在医务人员指导下进行锻炼。

高血压病擦颈甩臂降压操

把擦颈、甩臂与摆腿、踏步有机地结合起来，坚持每天锻炼 1 ~ 2 次，可起到防治高血压病、减轻高血压病患者头晕头痛、心烦失眠等症状的作用，其操作要求如下。

1. **擦颈** 预备姿势：自然站立，两脚分开与肩等宽，两臂自然下垂于体侧。操作要求：两臂屈肘，上移于肩部，首先用两手轻轻拍打肩部 1 分钟，再用两手掌贴后颈部，两手形成"八"字形，并沿着"八"字的延长线来回擦颈，共擦 100 个来回。

2. **甩臂** 预备姿势：自然站立，全身放松，两脚分开与肩等宽，两臂自然下垂于体侧，掌心向内。操作要求：两膝微屈，身体重心下移，两臂伸直前后用力来回摆动；前摆时，两臂和身体纵轴的夹角不超过 60°；后摆时，夹角不超过 30°。一般每次摆动 200 ~ 500 次，以身体发热、温暖、微出汗为佳。

3. **摆腿** 预备姿势：面墙而立，两手扶墙。操作要求：以髋关节为轴，左腿前后摆动 150 次（前后摆动 30° ~ 45°），再右腿前后摆动 150 次。

4. **踏步** 预备姿势：自然站立，身体放松。操作要求：原地匀速踏步，两臂的摆动与两脚的起落协调一致，呼吸平稳，每次 5 ~ 10 分钟。

高血压病的甩手运动

甩手是一种十分简单的锻炼方法，对于高血压病患者、体弱者特别适宜，它有利于活跃人体的生理功能，行气活血，疏通经络，从而增强体质，提高机体抗病能力。甩手的作用有：防病强身，治疗慢性疾病，如咳嗽、胃肠慢性病、眩晕、失眠等。甩手的方法及注意事项如下。

站立姿势：双腿站直，全身肌肉尽量放松，两肩两臂自然下垂，双脚分开与肩同宽，双肩松沉，掌心向内，眼平视前方。

摆臂动作：按上述姿势站立，全身放松 1 ~ 2 分钟后，双臂开始前摆（勿向上甩），以拇指不超过脐部为度（即与身体成 45°）；返回来，以小指外缘不超过臀部为限。如此来回摆动。甩手要根据自己的体力，掌握次数和速度，由少到多，循序渐进，使身体适应，才能达到锻炼的目的；要全身放松，特别是肩、臂、手部，以利气血通畅；以腰、腿带动甩手，不能只甩两臂，动腰才能增强内脏器官功能；要自然呼吸，逐渐改为腹式效果更好，唾液多时咽下。烦躁、生气、饥饿或饱食时禁止锻炼。甩手后保持站立姿势 1～2 分钟，做些轻松活动即可。

高血压病的健身球运动

此谓一种简单的运动器械，因主要产地在河北保定，故又叫保定铁球。其操作方法是：将一副铁球置于掌中，用五指拨动，使之以顺时针或逆时针方向旋转。本项运动，中医认为能调和气血，舒筋健骨，强壮内脏，健脑益智。经常坚持运动，对高血压、偏瘫后遗症、颈椎病、肩周炎、冠心病、手指功能障碍等疾病均有较好疗效。人体五指之上布有许多穴位，是几条经络的起止点，而经络则是联系人脑神经和五脏六腑的纽带。常练习者，即可通过这些穴位和经络产生不同程度的刺激，以达到疏通经络、调和气血的目的。此外，由于铁球与手掌皮肤的频繁摩擦，也会因静电及热效应的产生，起到增进血液循环、降低血压、治疗周身各部位疾病的作用。

1. **单手托双球摩擦旋转**　置双球于单手掌心中，手指用力，使双球在掌心中顺转和逆转。在旋转时要手指紧贴球体，使双球互相摩擦，而不要碰撞。

2. **单手托双球离心旋转**　在上述动作熟练后，逐步使双球互相离开旋转。手指动作、旋转方向均与摩擦旋转相同，只是将手指伸开，用力拨弄双球，使双球在掌心中飞速旋转，而不碰撞。其速度一般要求为顺转 150～200 次／分，逆转 130～180 次／分。

3. **双手四球运动**　这是在单手运动的基础上，逐步锻炼两手同时做单手动作（每手双球），需充分发挥大脑的作用才能做到。此动作难度大，要求技术高，但效果要比单手运动更好。

用铁球按摩、揉搓、锤击身体的不适部位，可减轻疼痛，也能锻炼手力，对常患肩胛不适、腰酸腿痛的老年人大有好处。用单手或双手的虎口使劲握球，或用手掌心使劲握球，有酸热的感觉，经常锻炼对提高指力、腕力、握力、臂力均有帮助。

高血压病的放风筝运动

放风筝是我国古代劳动人民发明的一种科学性、趣味性、娱乐性兼备的娱乐运动。春光融融之际，步出户外，放放风筝，这不仅利于活络筋骨，愉悦身心，也是一项长幼男女皆宜的健身运动，尤其是适合于老年人。有资料报道，放风筝对高血压治疗有非常好的效果。

1. **放风筝的原理** 众所周知，空气的流动形成了风，风力的大小是由空气流动的速度快慢决定的，陆地上的风一般是与地面平行的。因此，单纯依赖于平行流动的风，是不能把风筝送上天的。在放飞风筝开始时，要牵起风筝，迎风奔跑，并且风筝的平面一定要与水平地面呈一定角度，这样气流在遇到风筝时，以风筝上缘为界线，发生气流分离。气流分离造成气流层面的压强差：通过风筝上缘以上的气流无阻挡，按原速度通过，而在上缘以下的气流受阻，只好从风筝两侧及下缘以下减速流过，从而造成风筝朝向地面的一面受到压强，产生了支持风筝上升的升力。

2. **放风筝的保健作用** 春天放风筝是一项有益人体健康的体育活动。寒冬，人们久居室内，气血郁积，春季到室外放风筝，可以呼吸到负离子含量高的新鲜空气，清醒头脑，促进新陈代谢。在放风筝时，或缓步，或迅跑，缓急相间，张弛有变，可活动周身关节，促进血液循环，是一项很好的全身运动。放风筝时昂首翘望，极目远视，能调节眼部肌肉和神经，消除眼的疲劳，防治近视眼，达到保护视力的目的。但放风筝要注意场地的选择，不要在市区建筑物集中的地方放飞，市区一般楼房鳞次栉比，电杆林立，道路交错，电线纵横。在这些地方放风筝，不但影响交通，践踏绿地，损坏电线，破坏环境，还有可能酿成车祸，中断通信，造成停电和人身伤亡事故。更不宜爬上楼顶平台放风筝，由此失足坠楼身亡之事传媒已有多起报道。另外放风筝还要注意脚下，以防出现其他意外。

高血压病患者日常生活调养

近年来，高血压病等心脑血管疾病发病率急剧上升，而许多高血压病患者却大多是漫不经心，忽视科学的调养和治疗，对高血压病的有关知识知之甚少。其实，日常的起居调养是高血压病防治与保健的重要环节，若能长期坚持科学的调养保健、有规律的生活方式、愉快轻松的心情和良好的行为习惯，不仅能防止高血压病的发生、发展，提高和巩固疗效，而且还使高血压病患者的康复和长寿成为可能。

高血压病患者的心理调养

高血压病是一种常见病，发病机制还不完全清楚，但精神紧张、情绪压抑、心理矛盾等因素，可以导致高血压病的病理过程已被国内外学者所证实，如痛苦、愤怒可通过增加外周血管阻力而升高舒张压，恐惧则通过心排血量而使收缩压升高。

人的个性也与高血压病的发生有密切关系，具有不稳定型个性的人长期紧张、压抑、忧虑，人际关系紧张，因此易患高血压病。因此，心理治疗对高血压的治疗有着十分重要的作用。

一般来说，轻度血压升高的高血压病患者不需服用降压药物，单独心理治疗就可达到降血压目的，即主要针对造成紧张、压抑的心理因素，一方面努力改善不良性格、提高心理素质，另一方面要建立规律性的工作、生活、休息习惯。对于中度以上的高血压病患者，除了在医师指导下适当服用一些降压药物外，若能配合采用心理治疗措施，则可提高降压效果。

心理调养原则

改变轻视心理

近年来，我国高血压病等心脑血管疾病发病率急剧上升，而许多高血压病患者却大多是漫不经心，忽视科学的调养和治疗，对高血压病的有关知识如基础、病因、症状、危害、治疗等方面知之甚少。有为数不少的高血压病患者，都是到药店买一两盒降压药应付治疗，随便停药的人也很多，殊不知这种做法会使病情加重，易罹患心、脑、肾并发症，甚至导致卒中偏瘫、猝死。尤其是约 15% 的高血压病患者，由于没有特殊不适症状，更是思想麻痹，缺乏科学的系统治疗。

消除紧张情绪

帮助消除人们紧张情绪的方法是：一为深呼吸，它能让患者全身放松，注意力集中到慢呼慢吸气上，呼吸要求柔和、平缓、无声，连续几次多能使心情恢复平静；二是静思，即闭上眼睛，尽量放松所有的肌肉，从脚开始，逐步向上直至面部，保持肌肉高度放松，默默地聆听自己的呼吸声，想象坐在阳光明媚的海滨或一望无际的大草原上。

保持乐观情绪

人在紧张、忧愁、愤怒、悲伤、惊慌、恐惧、激动、痛苦、嫉妒的时候，可出现心慌、气急和血压升高，甚至导致发生卒中，所以保持心境平和、情绪乐观对高血压病康复十分重要。

遇到不满意的人和事，要进行"冷处理"，避免正面冲突，遇事要想得开，切忌生闷气或发脾气。应培养多种兴趣，多参加一些公益活动及文娱体育活动，做到笑口常开，乐观松弛。

避免心理负担

部分高血压病患者发现血压增高后，思想负担很重，情绪极不稳定，结果使血压增高；有的患者出现消极沮丧、失去信心的不良心理，觉得自己给家庭和社会带来负担，不愿意配合按时服药，等待"最后的归宿"；也有的患者因一时血压下降的不理想，对治疗失去信心，变得焦躁不安，怨天尤人。虽然高血压病的治疗目前尚缺乏治本的方法，但若能避免增加心理负担，改变生活方式，自我进行安慰，病情是可控的，并发症是能减少的。

纠正猜疑心理

某些高血压病患者，一旦确诊后便把注意力集中在疾病上，终日忧心忡忡；有的患者看了一些有关高血压病的科普读物，便把自己的个别症状及身体不适进行"对号入座"，怀疑自己病情加重，对医师的解释总是听不进去。疑虑越多，血压反而越高，病情反而加重，终日心烦意乱，无所适从，对治疗失去信心或不按时治疗，使原来不太高的血压骤然升高，使原本不太重的病情日趋加重。所以高血压病患者应采取多种自然疗法，培养多种兴趣爱好，把对疾病能注意力进行转移，逐步把血压降至正常范围或接近正常范围。

常用心理调节方法

放松法

放松法是一种通过一定程度的训练，让患者学会精神上和躯体上放松的行为疗法。即练习如何按照自己的意志逐渐放松全身肌肉，进而获得心理上的松弛，使情绪达到一种理想境界。下面介绍一种比较常用的放松方法。

· 选择比较舒适的姿势靠在沙发或躺椅上，闭上眼睛。

· 先将注意力集中在头部，紧咬牙关，使两边面颊感到紧张；接着松开牙关，咬牙的肌肉就会产生松弛感；然后逐次将头部各处肌肉一一放松。

· 把注意力转移到颈部，尽量把颈部肌肉弄得很紧张，感到酸痛，然后把颈部肌肉全部放松。

· 把注意力集中到两手上，将两手用力握紧，直至发麻、酸痛；然后两手开始放松，放置在舒服位置，并保持松软无力状态。

· 把注意力移到胸部，先做深吸气，憋几秒钟，缓缓把气吐出来，然后再吸气，如此反复，直至让胸部觉得轻松为止。

· 逐次放松肩部、腹部、腿部，如此完全放松全身肌肉，令全身处于轻松状态，保持2～3分钟。

· 用鼻呼吸，呼气时默诵"一……"，吸气时默诵"二……"，持续几分钟，可以睁开眼睛核对时间。

· 放松结束，首先闭眼而后睁开眼睛，安静地坐上几分钟。

音乐法

音乐不仅能够表达人们之间的思想感情，陶冶人们的情操，还可通过音乐影响人的情绪，以及利用物理作用来治病。

音乐的种种音调和旋律，可以不同程度地对人的情绪产生共鸣，从而影响大脑皮质，促进人体分泌一些有益于人体健康的激素、乙酰胆碱等活性物质，从而调节血流量及兴奋神经细胞。高血压病者运用音乐方法主要有下面两类。

参与性音乐

由患者亲自从事唱歌、演奏乐器等音乐活动来治病，也叫"主动表达法"。能进行这样的艺术活动，例如力所能及的乐器弹奏或自娱自乐的"卡拉 OK"之类，对于陶冶性情、豁达胸怀、修身养性较有益，能促进高血压病等心身疾病的康复。

感受性音乐

患者通过倾听、欣赏有选择性的音乐来达到治疗效果，也叫"被动接受法"。这种形式不受任何能力、时空的限制，是高血压病患者较为理想的保健方法。

音乐治疗的方法很多，不拘形式，既可在病房集体欣赏，也可在家独自进行，家用的音响设备、音乐磁带和 CD 的普及，为高血压病患者开展家庭音乐疗法提供了方便。

临床研究发现，高血压病患者适合倾听节奏较慢、柔和舒缓的音乐，这些音乐包括《秋日私语》《海边天空》《罗密欧与朱丽叶》《我只在乎你》《汉宫秋月》等。

音乐治疗每日 1 ~ 2 次，每次 30 分钟左右，音量不超过 70 分贝。

舞蹈法

相关研究表明，每天坚持跳一两个小时的交谊舞，能有效防治动脉硬化、神经衰弱、高血压及肥胖等疾病。舞蹈可使高血压病患者情绪安定、心情舒畅，并能缓解生活和工作中的紧张、焦虑和激动，使大脑皮质、血管运动中枢的功能失调得到缓解，促使高血压病患者全身处于紧张状态的小动脉得以舒张，从而有利于血压下降，精神状态明显好转，病体也在不知不觉中得到康复。

高血压病患者跳舞的时间应有所控制，运动量不宜过大，应注意循序渐进，量力而为，否则反而会使血压升高。

此外，年老体弱者不宜选用动作过大和节奏过快的舞蹈。

书画法

本法是指通过练习、欣赏书法、绘画，以达到治病养生的自然方法。从生理活动方面来看，习书作画时要求头部端正，两肩平齐，胸张背直，两脚平放，此时思想集中、心正气和，灵活自如地运用手、腕、肘、臂，使全身血气通融，体内各部分功能得到调整，使大脑神经兴奋和抑制得到平衡，促进血液循环和新陈代谢，并能使全身肌肉保持舒适状态。

欣赏书画也是一种高尚的艺术享受，从书画艺术中吸取精神食粮，陶冶人的性情，排除忧虑和烦恼，提高审美能力和艺术素养，达到调节精神活动、消除劳损的目的，从而对调节、放松高血压病患者的心理状态产生一定作用。

书画法的降压作用，主要与本法能调节情绪、疏肝潜阳有密切关系。当人们挥毫泼墨或潜心欣赏书画时，杂念被逐渐排除，因而可以使郁结的肝气得以疏解，上亢的肝阳得以下降，上升的血压得以降低。有人将经常练习书画者与初学书画者进行对照观察，结果发现两组血压均有不同程度的下降，但经常练习书画者的降压程度明显大于初学书画者。

高血压病患者进行书画练习没有严格的禁忌证，但需注意每次练习书画时间不宜过长，以 30 ~ 60 分钟为宜，不宜操之过急。绘画时要注意自己的心情，情绪不良时不必勉强，劳累之时或病后体虚不必强打精神，否则加重身体负担，不易恢复。

花卉法

花卉法是指通过栽养花卉、欣赏花卉、鼻闻花香、品尝花肴来达到治病目的的一种方法。花卉可做Ⅰ、Ⅱ期高血压病的辅助治疗方法，其机制主要如下。

一是千姿百态的花卉色彩和姿态，可以调节人体的精神情绪，解除郁闷、紧张的心情；二是调剂劳逸，可以活络筋骨、消除疲劳，有利于保持血压的稳定；三是花卉的香味中含有能净化空气又能杀菌灭毒的物质——芳香植物油，可通过感官调畅血脉，松弛神经，促使血压下降；四是花中所含的养分比茎、叶多许多倍，花卉入肴，不仅菜肴色艳、清香味美，而且有良好的养生治病作用，其中的菊花、枸杞子、牡丹、向日葵、六月雪、美人蕉、佛手花、荷叶等，不论食用或药用，均有显著的降压作用。

高血压病者运用的花卉法，按内容和形式可分为以下几种。

·栽花。在家庭庭院、卧室、阳台，以及房前屋后栽种花卉，亲自松土浇水，每天早、晚各 1 次，每次不超过 30 分钟。

·经常观赏青绿植物和各类菊花，或在花丛中散步、静坐，每日 2 次，每次 15 分钟。

·药膳，如品尝花卉菜肴，饮用花卉茶，或服用花卉药方。

·睡菊花枕等花卉枕头。

高血压病患者的起居调养

日常的起居调养是高血压病防治与保健的重要环节，若能长期坚持科学的调养保健、有规律的生活方式、愉快轻松的心情和良好的行为习惯，不仅能防止高血压病的发生、发展，提高和巩固疗效，而且还使高血压病的康复和长寿成为可能。

当然，日常工作、衣、食、住、行，无不包含着许多养生之道，故高血压病患者的日常起居应注意以下几个方面。

环境宜人

居室环境的舒适与否，也会影响到血压的升降，高血压病患者的居室环境总体上的要求如下。

宁静

过高的噪声，会给病者带来烦恼、精神紧张，损害神经系统和心脑血管的功能，而这正是导致血压升高的重要原因之一。

如果环境噪声大于 85 分贝，就会使人的神经、心血管系统等受到明显损害，但长期处于超常寂静（少于 10 分贝）环境中，人则表现为脑神经反应迟钝。

幽雅

恶劣的居处环境对人有明显的影响，往往给人带来烦恼和不快，对防治高血压病是不利的，故应该花些时间去美化居室环境。如在居处的室内外栽上花、树、草等绿色植物，保持周围环境的清洁干净；居室装饰以简洁、整齐、美观为原则，室内保持良好的通风，保证空气新鲜；墙壁、窗帘、床罩以淡绿、淡蓝、乳白、米黄等淡雅的色调为主，以协调为度。

适温

一年四季要保持适宜的温度（包括湿度），一般应在 16 ～ 24 ℃，夏季可提高到 21 ～ 32 ℃；室内湿度以 50% ～ 60% 为佳，冬季最好不低于35%，夏季不大于 70%。

协调

室内的光线宜柔和、充足，照明设施安排合理。过于昏暗、缺乏阳光的房间，容易使人感到疲劳、孤独、烦躁、压抑。

而在孤独、寂静的环境中生活，日久会使病者失去生活乐趣，丧失生活信心，不利于血压下降和身体健康。

起居有时

睡眠状态与高血压病患者的血压高低有着密切的联系。当患者出现失眠或睡眠不足时，血压往往会直线上升，加重病情；如果改善了睡眠状况，则血压多随之有所下降，其他不适症状也减轻甚至消除。因此，如何改善患者的睡眠状况，保持良好的睡眠状况，做到生活规律、早睡早起、按时作息，是高血压治疗与保健的一个重要环节。

定时就寝，定时起床

成年人每天以睡 7 ～ 8 小时为宜，老年人可适当减少，但每天也不应少于 6 小时。

坚持午睡

午饭后最好能略睡片刻,可减少脑血管意外(脑出血多见)发生的机会。

做好睡前的准备

如睡前半小时应停止工作、学习和思考问题,中止看电视及听节奏感强烈的音乐;饭量不宜过饱,睡前应漱口(或刷牙)、洗脸,并用温水泡脚 10 分钟;要事先解好大、小便,以防夜间起床,影响休息。

临睡之前听些优美轻柔、幽雅轻松的音乐。

排除各种干扰,有可能促进病者的睡眠,同时欣赏音乐的本身也有降压治疗作用。

讲究睡姿

睡姿以右侧卧位为最理想,左侧卧位或平卧位易使睡眠不实,而且多梦、易醒。此外,有人认为睡时身体的朝向也可能会影响睡眠,如果床是东西方向摆放的,往往会睡眠不稳;如果把它移换到南北方向摆放,则可收睡眠安稳之效,这可能与地球磁场的磁力线方向有关。

保持卧室内气温适宜

卧室应不燥不潮,空气流通,并可做一些简易的助眠的按摩导引法。

定时排便

高血压病患者应注意保持大便通畅,养成定时排便的习惯。为了防止便秘的发生,高血压病患者应保持良好的生活规律,养成每日大便的习惯,同时要多吃含水分多和纤维素多的食物(包括蔬菜瓜果),多饮水,饭后活动可增强肠道的蠕动功能。

如果已发生便秘，大便时不要用力屏气而增加腹压，必要时应使用润肠通便的药物，如中成药黄连上清丸、麻仁润肠丸等。对于由器质性原因引起的便秘，主要是对原有疾病进行治疗。

此外，要注意不可强忍大、小便，否则易造成二便失调，便后不要急于站起，一切动作都应缓缓而行。便秘是老年人常见的一种病症，不少老年人因便秘而烦恼、抑郁，认为只有每天大便 1 次才算正常。其实从生理功能看，老年人每 2 ~ 3 天大便 1 次并不应看作病态现象，但由此产生焦虑、烦躁、心神不安，则可更进一步加重便秘，并使血压进一步上升，精神萎靡不振，病情加重。甚至因为大便时用力努挣，增加了腹压，血压骤升，出现血管破裂出血而导致卒中，伴有脑动脉硬化的高血压病患者，特别是老年患者，更易发生这种意外。

量力而动

高血压病患者宜积极参加力所能及的体力劳动和适当的体育运动，以改善血液循环，增加心血管功能。经常劳动或运动的人，由于有一定的运动量，增加了肌肉对氧的需要量，推迟了肌肉酸痛、关节僵直、动作失灵等衰老现象的出现，从而使肌肉发达有力，关节活动灵活，心、肺功能得到改善，加强和活跃了生命功能。还可促进血液循环，维持心脑和整个循环系统功能处于较高的新陈代谢水平，从而使人的思维敏捷、反应灵活、精力旺盛。所有这些，对高血压病患者都是十分有益的。

但是，无论是体力劳动还是体育运动，高血压病患者切记不可用力过猛，如做俯卧撑运动或低头弯腰搬重物等，否则会使血压突然升高，进而给身体带来严重损害。因为过度用力，可使血压急剧升高，而且已经硬化的脑动脉承受不了血压的冲击，可能出现脑血管破裂出血，即颅内出血。另一方面，过度用力还使心跳加快，因心脏供血不足而出现心肌缺血，发生心绞痛。

另外，高空驾驶、潜水员、高温车间工作、高空作业、司机、搬运工作及其他重体力劳动等，高血压病患者都是不能从事的。

宽衣带

高血压病患者在日常生活中应重视衣着的问题，由于本病多发于中老年人，因此要在这个年龄组的人中强调"三松"：即裤带宜松，最好不用收缩拉紧的皮带，最好采用吊带式；穿鞋宜松，应以宽松舒适为度，多穿布鞋；衣领宜松，尽量不结领带，如必须要系时则应尽可能宽松。对于鞋带、衣领（包括领带），以及手腕扣夹的表带等，都是一样的道理，均须注意宜松不宜紧，以自然、舒适为度。

节房事

性生活是人的正常的基本生理要求之一，但高血压病患者在性生活问题上需要持谨慎态度。性交过程中，心率加快，心排血量增加，同时交感神经系统的兴奋性也有所增加，这些变化都会导致血压升高，但一般不会影响人体的正常生理功能，高潮后很快会恢复正常水平，所以对健康的已婚男子无任何影响。

对于高血压病 I 期患者，没有必要禁止性生活，每 1 ~ 2 周可进行 1 次性生活，但在性交时应避免过分激动，性交动作不可过于激烈，性交时间不宜持久，避免在酒后、饱食、饱饮后性交，避免性交时的憋气动作。

对于高血压病 II 期患者，在性交时血压可上升许多，如果不在药物保护下有节制地进行性生活，就有可能诱发高血压危象或脑血管意外。每次性生活之前可先服一次降压药，性交次数以每 2 ～ 4 周 1 次为宜，更应避免激烈、长时间的性生活。

对于高血压病Ⅲ期患者，因伴有明显的心、脑、肾并发症，血压持续较高，应停止性生活，可用爱抚来代替性交。

高血压病患者的养生康复

中青年患者的养生康复

中青年高血压病患者的特点

中青年高血压病患者由于年龄较轻，自认身体素质好，常常忽视不健康的生活方式及不良社会环境对身体的影响。多数患者夜生活无度、嗜酒、喜高脂肥腻饮食、食盐量过高、过多参加各种刺激性娱乐活动等。中青年还是人生压力最重的时期，要承担来自社会、家庭等多方面的压力和重任，心理负担沉重，容易出现急躁、情绪低落、思虑过度等情况，这也是许多老年慢性病的起因。

中青年高血压病患者的康复

树立信心

首先要正确认识高血压病，避免产生悲观消极情绪，积极且主动配合治疗。患者需要明白高血压病是一种慢性疾病，但并非不治之症，坚持长期合理的有效治疗，是完全可以控制的，从而减少心、脑、肾并发症的发生。帮助患者树立战胜疾病的信心，提高患者服药的依从性，定期检查，配合医师的治疗。

避免刺激

由于不良的情绪如暴怒、紧张、烦躁、焦虑、压抑等，均会通过增加有关激素的分泌，促使小动脉痉挛收缩而使血压产生波动、升高，甚至发生心、脑血管并发症。

因此，高血压病患者应尽量避免各种强烈的或长期性的不良刺激，移情易性，遇到不良刺激应学会"冷处理"，如向亲朋好友倾吐苦闷，或参加文体活动，使不良情绪释放出来，缓解心理上的压力，以良好的心境来调整神经系统功能。

合理膳食

低盐饮食对于预防和控制高血压十分重要。临床上一些轻度高血压病患者只需限制钠盐摄入，即可使其血压降至正常范围。中青年高血压病患者由于工作的需要，经常会有宴请，一些饮食更容易口味偏重，因此低盐饮食对于中青年患者更为重要。正常成人每天对钠的生理需要量仅 0.2 g（相当于 0.5 g 食盐），而我国人群的每天食盐摄入量高达 15 g，远远超过了人体的生理需要量。对于大部分高血压病患者，每天的食盐摄入量以不超过 2 ~ 5 g 为宜，即用盐量约为正常饮食的 1/3。

可使用低钠食盐和无盐酱油，亦可用甜、酸、辣、麻等佐料以改善食物的口感，尽量不食用咸肉、腊肉、咸菜等含钠量较高的腌制品。另外，还要增加钾、钙、镁的摄入，因钾、钙、镁的摄入量与人体血压呈负相关，而中年人钙质已经开始流失，因此含钙高的食品、乳类及乳制品、大豆及豆制品，是理想的食物钙来源，芹菜、山楂、香菜等含钙量也较高。同时，中年人消耗量大，要多吃米谷类、蛋类和动物蛋白类食物，并注意饮食清淡、营养均衡，限制动物类脂肪摄入，这也是减肥的需要。

减轻体重

肥胖是高血压的重要发病因素之一，由于缺乏运动、不合理膳食等因素的影响，很多中年人都出现体重超重的情况，容易导致高血压的发生，更不利于降低血压。因此减肥不仅是对肥胖本身的治疗，也是对高血压病的控制手段。减肥最有效的途径就是控制能量摄入和增加消耗，实现的主要手段是饮食控制和积极运动。

加强运动

中青年高血压病患者，宜选择能提高体内有氧代谢水平的耐力性项目，包括步行、快走、慢跑、体操、骑自行车、游泳、划船、爬山等，要持之以恒，长期锻炼，以促进多余脂肪的代谢。运动强度要循序渐进，根据身体情况及有无心、脑血管与其他并发症，采取小运动强度（相当于最大耗氧量的40%）或中等运动强度（相当于最大耗氧量的 50% ～ 60%），或以不超过运动时的最高心率［最高心率（次／分）=170－年龄（岁）］为限。每次运动的持续时间可在 15 分钟至 1 小时，其中达到适宜心率的时间在 5 ～ 15 分钟以上，每日或隔日 1 次，或每周 2 次，间隔休息 2 天。一般适于轻、中度高血压及临界高血压者，重度高血压病患者在血压没得到有效控制时不宜做运动，以免发生严重并发症。

戒烟禁酒

饮酒是高血压的危险因素之一，饮酒后人体内的肾上腺皮质激素及儿茶酚胺等激素会升高，通过肾素－血管紧张素系统的作用使血压升高。而吸烟有害健康已是众所周知，吸烟后可加快心率，促进动脉硬化，增加血液黏稠度等，并易发生心肌梗死、动脉硬化性闭塞症等与高血压相关的心血管及周围血管并发症。

谨慎起居

人到中年后体力下降，要善于科学、合理地安排工作，学会休息。睡眠是重要的休息方式，中年人必须保证睡眠时间，不可因工作繁忙经常熬夜，切忌通宵达旦地工作，避免长期过度劳累，积劳成疾。同时中年人应节制房事，如果房事频繁，势必使身体过分消耗，损伤肾气，故要根据各人的实际情况相应减少行房次数，以适应人体脏腑功能。另外，经常保持大、小便通畅，及时排除导致二便障碍的因素，防止因二便失常而诱发疾病。

老年患者的养生康复

老年高血压病患者的特点

老年高血压病患者以单纯的收缩期高血压多见。并发症较多，如合并高脂血症、糖尿病、冠心病等。

· 体重指数偏高，普遍处于肥胖状态。

· 高血压知晓率、服药率高，控制率低。

· 缺乏良好的心态和自我保健意识。

· 自理能力下降，不能合理安排生活。

· 饮食结构不合理，长时间养成的不良习惯纠正困难。

老年高血压病患者的康复

掌握用药原则

一是要遵医嘱按时服药，不可擅自加量，以免发生严重的毒副作用；也不能擅自停药，以免导致严重的高血压和并发症。

二是尽量使用长效药、控释剂、缓释剂，避免多次用药的麻烦；减少用药种类，减少药物更换次数。

三是除紧急情况外，降压不宜过快，不宜使血压降得过低，以保持脑、心、肾的血液供应，通常以症状消失、无疲倦感为原则。

四是若高血压病患者没有严重并发症，一般可将血压降至正常范围，即

140/90 mmHg 以下，合并有冠心病的患者舒张压不宜降至 85 mmHg 以下，以免诱发急性心肌梗死和老年期痴呆。

五是应用中药治疗时，不要过于苦寒、滋腻、温燥，多进补少用泻药，宜平和且药量宜小；注重脾肾，兼顾五脏，辨体质论补泻，调整阴阳；药食并举，因势利导。

注重饮食养生

一是饮食合理，应以低盐、低热量、低脂饮食为主，增加奶制品、绿色蔬菜、鱼和水果的摄取，多饮水，忌烟酒、勿暴饮暴食。有便秘习惯者应多吃粗纤维蔬菜，如韭菜、豆芽、芹菜、青菜等。

二是食物多样，做到营养丰富全面，以补益气血。要适当补充身体缺乏的营养物质，多选用如乳类及乳制品、大豆及豆制品等含钙高的食品。

三是饮食清淡，原则是"三多三少"，即蛋白质多、维生素多、纤维素多，糖类少、脂少、盐少。

劳逸结合，适当运动

对于老年人而言，重点是防止社会角色转换后出现的过度安逸，要学会用体育、娱乐等方式替代在职时的工作。因为老年人身体功能逐渐减退，容易疲劳，故只能做些力所能及的体力劳动或脑力劳动，可适当地做渐进式有氧活动（如散步、慢跑、打太极拳、练气功等），切勿过度疲劳，避免剧烈运动。注意老年患者记忆功能的训练，组织卫生健康教育，鼓励其读书、看报、与人交往，延缓老年患者认知功能减退。

谨慎起居，节制房事

居住环境一般要安静清洁、空气流通、生活方便，保持良好的卫生习惯。宜早睡早起，注意避风防寒保暖，忌蒙头而睡，保证老年人睡眠时间每天 7～8 小时，睡眠较差时可适当服用药物镇静催眠，改变不良的生活习惯如熬夜。要定时排便，经常保持大、小便通畅。年高体弱者要避忌房事，体质强壮有性要求者应适可而止。

讲究心理保健

要让他们更加热爱生活，保持自信，勤于用脑，多做好事、善事，处世豁达，谦让和善，有益于身心健康。应回避各种不良环境、精神因素的刺激，尽量避免丧葬凶祸、悲哀忧愁的环境和场面。